普通高等教育"十三五"规划教材

大学生电子健康档案与
智慧医疗

主 编 刘 雪 杨晓玲

副主编 张园园 肖文谦 胡 巧

北京

冶金工业出版社

2018

内 容 提 要

　　本书主要对大学生健康现状、大学生健康数据分析、高校智慧医疗检测技术、电子健康档案的大数据分析技术、高校中的智慧医疗变革等进行了详细阐述，并通过案例分析，论述了建立大学生电子健康档案及发展智慧医疗的必要性和现实意义。

　　本书为高等院校医疗器械相关专业的本科生教材，亦可供相关专业的从业人员参考。

图书在版编目 (CIP) 数据

　　大学生电子健康档案与智慧医疗 / 刘雪，杨晓玲主编. —
北京：冶金工业出版社，2018.7
　　普通高等教育"十三五"规划教材
　　ISBN 978-7-5024-7838-4

　　Ⅰ. ①大…　Ⅱ. ①刘…　②杨…　Ⅲ. ①大学生—电子档案
—病案—高等学校—教材　②信息技术—应用—医疗卫生
服务—高等学校—教材　Ⅳ. ①R197.323.1　②R197-39

　　中国版本图书馆 CIP 数据核字（2018）第 165118 号

出　版　人　谭学余
地　　　址　北京市东城区嵩祝院北巷 39 号　邮编　100009　电话　(010)64027926
网　　　址　www.cnmip.com.cn　电子信箱　yjcbs@cnmip.com.cn
责任编辑　杨　敏　美术编辑　吕欣童　版式设计　禹　蕊
责任校对　郭惠兰　责任印制　李玉山
ISBN 978-7-5024-7838-4
冶金工业出版社出版发行；各地新华书店经销；固安县京平诚乾印刷有限公司印刷
2018 年 7 月第 1 版，2018 年 7 月第 1 次印刷
787mm×1092mm　1/16；6.75 印张；163 千字；100 页
25.00 元

冶金工业出版社　投稿电话　(010)64027932　投稿信箱　tougao@cnmip.com.cn
冶金工业出版社营销中心　电话　(010)64044283　传真　(010)64027893
冶金书店　地址　北京市东四西大街 46 号(100010)　电话　(010)65289081(兼传真)
冶金工业出版社天猫旗舰店　yjgycbs.tmall.com
　　　　　　　　（本书如有印装质量问题，本社营销中心负责退换）

前　言

目前，信息技术的发展应用已经渗透到人们的日常生活和工作的方方面面。在医疗健康领域，相关技术方法也在信息技术的推动下得到了飞速发展：一方面，各类智能化、网络化医疗设备在医疗器械中所占的比重越来越大；另一方面，各类医疗健康相关信息数据异军突起，已经成为继传统的医用电子仪器、医用材料之后生物医学工程大家族中重要的新成员。如何利用这些新技术更好地提供健康服务是需要深入研究的课题。

随着电脑和智能手机的高频使用，大学生的健康状况也出现了新的变化，如体质变弱、睡眠质量下降、颈椎腰椎病变等问题。本书以关注大学生的健康状况为出发点，根据大学生的健康数据特点介绍如何应用智慧医疗技术建立适用于高校的大学生电子健康档案，并分析这些新技术可能带给高校的变革，以及新技术应用的现实意义。

本书由6章组成。第1章为大学生电子健康档案概述，讲述了大学生健康现状、大学生健康管理和高校建立电子健康档案的必要性及意义、高校电子健康档案与智慧医疗的发展现状；第2章为大学生健康数据分析，通过对某高校大学生基本健康数据、睡眠质量、亚健康等数据的调查与分析、健康影响因素分析等，用大学生健康现状数据说明高校进行健康管理的必要性与紧迫性；第3章为高校智慧医疗检测技术，根据前两章内容以及当代大学生和高校发展的特点，采用相对应的现代智能检测技术，如可穿戴设备、POCT设备、健康管理机器人等，获取可用来建立电子健康档案的健康数据，特别突出大学生最感兴趣的无线医疗技术和智能设备，并列举适用于校医院的小型检测设备和智慧型工作站；第4章为电子健康档案的大数据分析技术，介绍了电子健康档案系统的建立和数据的采集、存储、分析与挖掘等统计数据的综合分析方法，充分体现了"互联网+健康医疗"背景下借助信息化手段不断更新和完善健康数据的理念；第5章为案例分析，通过选取国内高校一些典型案例，对可穿戴设备在校园中的使用、学校利用智能检测设备和云平台建立电子健康档案、高校智慧医疗改革以及信息化人才培养进行分析，并阐述了发展电子健康档案与智慧医疗的现实意义；第6章为高校中的智慧医疗变革与展望，介绍了大数据时代下的高校健康信息化之路、大学生与未来智慧医疗，并对高校智慧健康医疗系统的发展进行了展望。

本书注重实用性，结合实际案例对高校建立电子健康档案的必要性、数据采集技术、数据分析手段及大数据时代背景下高校智慧医疗的发展趋势和举措进行了阐述，并力求将这些内容与社会发展、生活导向相结合，使本书通俗易懂，为更多关注大学生健康的读者提供一些新的思路及想法。

本书由刘雪、杨晓玲担任主编，张园园、肖文谦、胡巧担任副主编。参与本书编写的还有史雨馨、吴倩倩、张炎杰、李克江、邹新宇、张静、杨龙文等。特别感谢冶金材料重庆市特色专业群项目的支持，并感谢重庆科技学院冶金与材料工程学院在人财物方面提供的帮助。

由于作者经验、能力有限，书中不足之处，恳请读者批评指正。

作　者

2018 年 5 月

目 录

1 绪论 ……………………………………………………………………… 1

  1.1 当代大学生健康现状 ………………………………………………… 1

  1.2 大学生健康管理的必要性 …………………………………………… 2

  1.3 高校电子健康档案现状 ……………………………………………… 5

  1.4 高校智慧医疗现状 …………………………………………………… 7

  1.5 高校电子健康档案与智慧医疗发展 ………………………………… 8

  1.6 结语 …………………………………………………………………… 9

  思考题 ……………………………………………………………………… 9

  参考文献 …………………………………………………………………… 9

2 大学生健康数据分析 …………………………………………………… 11

  2.1 国内大学生的基本健康状况 ………………………………………… 11

  2.2 重庆某高校大学生基本健康数据分析 ……………………………… 13

    2.2.1 基本生理指标分析 …………………………………………… 13

    2.2.2 身体机能表现 ………………………………………………… 15

    2.2.3 锻炼与游戏时间分析 ………………………………………… 15

    2.2.4 综合分析 ……………………………………………………… 17

  2.3 影响健康问题的因素分析 …………………………………………… 19

    2.3.1 健康素养 ……………………………………………………… 19

    2.3.2 体育锻炼 ……………………………………………………… 20

    2.3.3 不良生活方式 ………………………………………………… 21

    2.3.4 学业压力 ……………………………………………………… 22

  2.4 结语 …………………………………………………………………… 22

  思考题 ……………………………………………………………………… 23

  参考文献 …………………………………………………………………… 23

3 高校智慧医疗检测技术 ………………………………………………… 25

  3.1 智慧医疗与大学生健康管理 ………………………………………… 25

  3.2 个人健康与运动信息检测 …………………………………………… 26

    3.2.1 智能化的传统检测设备 ……………………………………… 27

    3.2.2 智能手环与手表 ……………………………………………… 29

    3.2.3 脚穿式智能设备 ……………………………………………… 36

3.2.4　其他智能穿戴设备 ………………………………………… 38

3.3　即时检验技术（POCT）………………………………………… 42

3.3.1　血糖检测 …………………………………………………… 42

3.3.2　血气电解质分析仪 ………………………………………… 44

3.3.3　生化分析仪 ………………………………………………… 46

3.3.4　免疫分析仪 ………………………………………………… 46

3.3.5　尿液分析仪 ………………………………………………… 48

3.4　智慧型工作站 …………………………………………………… 49

3.4.1　健康一体机 ………………………………………………… 49

3.4.2　健康管家机器人 …………………………………………… 52

3.4.3　一体化健康小屋 …………………………………………… 54

3.5　结语 ……………………………………………………………… 55

思考题 …………………………………………………………………… 56

参考文献 ………………………………………………………………… 56

4　电子健康档案的大数据分析技术 ……………………………………… 58

4.1　大学生健康大数据 ……………………………………………… 58

4.1.1　高校健康大数据的来源 …………………………………… 58

4.1.2　高校健康大数据的意义 …………………………………… 59

4.2　电子健康档案系统 ……………………………………………… 60

4.2.1　系统搭建 …………………………………………………… 60

4.2.2　系统的基本运行 …………………………………………… 61

4.3　大数据分析技术 ………………………………………………… 61

4.3.1　数据采集 …………………………………………………… 61

4.3.2　数据预处理 ………………………………………………… 62

4.3.3　数据分类 …………………………………………………… 63

4.3.4　数据储存 …………………………………………………… 64

4.3.5　数据处理 …………………………………………………… 68

4.3.6　数据的分析与挖掘 ………………………………………… 70

4.3.7　数据管理 …………………………………………………… 71

4.3.8　数据安全和隐私保护 ……………………………………… 73

4.4　结语 ……………………………………………………………… 73

思考题 …………………………………………………………………… 74

参考文献 ………………………………………………………………… 74

5　案例分析 ………………………………………………………………… 76

5.1　智能手环进校园 ………………………………………………… 76

5.1.1　智能手环推动体育课教学改革案例 ……………………… 77

5.1.2　基于智能手环校园感知系统建设案例 …………………… 78

5.2　可穿戴设备量化自我 ·· 80
　5.2.1　多个可穿戴设备协同量化自我案例 ····················· 80
　5.2.2　"我尚睡眠"检测睡眠质量案例 ·························· 81
5.3　信息化开启智慧医疗新体验 ······································· 82
　5.3.1　北京某学校电子健康档案建立案例 ····················· 83
　5.3.2　青少年健康管理云平台上线案例 ······················· 83
　5.3.3　智能"健康小屋"应用案例 ····························· 84
5.4　大数据推动高校医疗改革 ·· 86
　5.4.1　西安某高校校医院信息化改革案例 ····················· 86
　5.4.2　安徽省某高校进行智慧医疗教学质量改革案例 ········· 87
5.5　面向智慧医疗的信息化人才培养 ·································· 88
　5.5.1　北京等地大学生开展智慧医疗调研案例 ················· 88
　5.5.2　上海某高校学生团队参与研发中医健康服务机器人案例 ··· 89
　5.5.3　安徽某医药类高校信息化人才培养模式研究案例 ······· 90
5.6　结语 ·· 91
参考文献 ·· 91

6　高校中的智慧医疗变革与展望 ·· 93

6.1　大数据时代下的高校健康信息化之路 ··························· 93
6.2　大学生与未来智慧医疗 ·· 94
6.3　未来高校智慧医疗展望 ·· 96
6.4　结语 ·· 99
思考题 ·· 100
参考文献 ·· 100

1 绪 论

一代国学大师梁启超先生在 100 年前曾提出"少年强则国强"的口号，这里的"强"主要是指"自强不息"，是精神层面的，而精神层面的需求需要一个强健的体魄作为支撑。尤其是当代大学生，肩负着我国伟大复兴的重任，是国家未来建设和发展的强大后盾和中坚力量。因此，保障当代大学生的身心健康，不仅关系到每位大学生的成长，而且关系到国家未来的建设和发展。可见当代大学生的健康问题不仅是个人问题，而且是社会问题。

2015 年，我国发布《国务院关于积极推进"互联网+"行动的指导意见》，其中明确提出要发展基于互联网的医疗卫生服务。大力推进电子健康档案建设，正是利用互联网发展医疗卫生服务的重大实践。电子健康档案是自我保健不可缺少的医学资料，它记录了每个人疾病的发生、发展、治疗和转归的过程。通过比较一段时间以来所检查的资料和数据，可发现健康状况的变化、疾病发展趋向、治疗效果等情况，有利于下一步医疗保健的决策。因此，电子健康档案的重要性不仅为医务界所认同而且在社会上也受到各界人士的关注。

基于上述社会背景，高校建立电子健康档案对大学生健康尤为重要。通过建立大学生健康档案，可以让高校医生及早发现有患病倾向的信号和行为，做出科学指导，纠正不良行为习惯，达到防病治病的目的；其次，可节省人力、物力、时间和金钱；再次，可以提高大学生的健康权利意识，让大学生更加关注自己的身体健康，及时为学生提供个人健康管理计划、个人运动处方以及饮食处方，向学生灌输健康的新概念，提出"日常预防保健才是关键"的健康理念，保障大学生身心健康。最后，学生电子健康档案的采用可以更有效地利用医疗资源，有利于各校医院的工作开展，让学生得到及时治疗。

1.1 当代大学生健康现状

近几年的研究发现，随着我国经济的快速发展，学生生活水平有了很大提高，但是身体基本素质反而出现下降。2016 年，国家卫生部的调查数据显示，如今的大学生身体素质和心理健康普遍不佳，这已经成为较为普遍的现象（本书重点关注在校大学生的身体素质状况）。目前，大学生较为常见的不良健康状况有近视、颈椎病、肠胃炎症、肥胖、体重较轻、肝炎以及肾胆结石等，且有发病率逐年升高和向低龄化发展的趋势，其背后的原因值得人们关注和深思，并寻求符合当代大学生特点的监控管理方法。

首先是近视的发病率一直居高不下。2015 年，根据世界卫生组织研究报告显示，中国近视人口居世界第一，近视所占人口比例居世界第二。2016 年在爱眼日的前夕，北京大学中国健康研究发展中心发表了《国民视觉健康报告》，报告显示在校大学生的近视率高达 85.3%，结合 2015 年在校大学生总人数 3100 万人，也就是说约有 2700 万大学生患有不同程度的近视。第六次全国学生体质健康调查报告和 2015 年出炉的国民体质监测公报显示，在校大学生视力不良检出率继续上升，出现低龄化倾向。除了学习负担重、长时间看电视、玩电脑等传统诱发原因，使用手机、平板电脑等屏幕较小且亮度较高的智能设备时间过长，特别是熄灯后长时间在黑暗中玩手机是目前大学生近视加重的主要原因之一。

其次，颈椎病也成为现在大学生一种较为普遍的疾病，其成因也是多种多样的。常见发病原因有以下几种：一是慢性劳损。大学生的颈椎病与慢性劳损有着直接的关系，各种超过正常活动范围的活动或超过正常承受能力的长时间活动都是颈椎病发病的影响因素，如低头长时间伏案学习、绘画、写作、待在实验室做实验等，由于颈部长时间的前倾、后仰、侧弯会引起颈部肌韧带肌肉劳损、颈肌痉挛紧张，同时也会使椎间盘压力增高导致髓核后凸或者颈椎关节错缝而发生颈椎病。二是不良生活习惯。如长时间看电视、玩电脑、不良的睡姿等都会引起颈椎长期处于非正常状态，长此以往，就会很容易导致颈椎病，尤其是侧着身体玩手机、看电视使颈椎的倾斜程度增大，颈椎间盘失稳压力增加，很容易发生椎间盘突变。三是外伤病因以及先天性病因。可见颈椎病成因与近视的成因相似，都与长时间学习和不良生活习惯有关。

睡眠不足也是影响当代大学生体质健康的问题之一。不同调查均显示，我国高校有 15%~20% 的大学生存在不同程度的睡眠质量问题。主要原因有作业过多、课外活动占用学习和休息时间、玩游戏、睡前长时间使用手机等。特别是大学生睡眠质量与智能手机的相关性已经成为大学生健康研究关注的重点之一。

另外，以上原因也可能使学生牺牲部分吃饭和运动的时间，导致肠胃炎症和肥胖等疾病的发生。在校大学生由于不能按时吃饭而引发肠胃疾病的现象也在逐年增多。

上述导致当代大学生体质健康问题的种种原因，总体上源自社会的发展和变迁。一方面，有一部分原因是现代化教育的必然产物，比如，以提高学生自主学习能力和创新能力为主的高校教育教学改革所带来的报告式作业、科技创新实验、素质拓展活动等必然占用学生大量时间并且增加使用电脑、手机等智能设备的时间，这种积极的改变不可能恢复到以前的状态，只能从对学生健康的监控管理中及时发现问题并加以引导；另一方面，有许多原因是可以通过社会和大学生自身的努力予以控制或消除的，比如，不健康的行为习惯、不合理的饮食结构等，往往是由于学生的自制力较差而导致。对于这种情况，以大学生可以接受的方式进行健康监控并加以提醒，可能是一种解决问题的思路。

1.2 大学生健康管理的必要性

目前，高校学生的健康问题日益突出，大学生的医疗服务和医疗保障问题应引起社会的高度重视。《学校卫生工作条例》总则第二条规定学校卫生工作的主要任务是：监测学生健康状况；对学生进行健康教育，培养学生良好的健康习惯；改善学校卫生环境和教学卫生环境；加强对传染病、常见病的预防和治疗。校医院是保障教学科研，稳定教学程序，全面推进素质教育，推动学校发展不可缺少的一环，具有学校公共卫生服务、防御保健、基本医疗服务和健康教育四重职能。我国校医院是计划经济时代的产物，现行的医疗改革对高校学生这一群体并没有很合适的解决方案。这就意味着在高校医疗领域，我国仍面临着不小的挑战。

随着社会信息化的发展，利用互联网、大数据等信息技术进行健康管理的理念逐渐发展起来，电子健康档案、智慧医疗等信息化系统逐渐建立。而这其中所涉及的智能设备、智慧云平台等产品正是能够让大学生迅速接受并使用的健康监控管理方式。

（1）健康管理的概念及其与健康档案的关系。健康管理（managed care）是 20 世纪 50 年代末最先在美国提出的概念，是以预防和控制疾病发生与发展，降低医疗费用，提高生命质量为目的，针对个体及群体进行的管理行为，其核心是对个人或人群的健康危险因素进行全面系统的管理，以此来调动个人及集体的积极性，有效利用有限的资源来达到最大的健康效果。疾病特别是慢性非传染性疾病的发生、发展过程及其危险因素具有可干预性，健康管理可以通过日常的系统检测，整理汇总所收集的大量的个人健康信息后，分析建立生活方式、环境、遗传等危险因素与健康状态之间的量化关系，并以此来评估出可能发生疾病的危险因素，帮助人们在疾病形成之前进行有针对性的预防性干预，并通过这些系统性的预测干预成功地阻断、延缓，甚至逆转疾病的发生和发展进程，实现维护健康的目的。在西方，健康管理计划已经成为健康医疗体系中非常重要的一部分，这不仅仅是理论上可行，大量事实已经证明，实行健康管理能有效地降低个人的患病风险，并且降低医疗开支。美国的健康管理经验证明，通过有效的主动预防与干预，健康管理服务的参加者按照医嘱定期服药的概率提高了 50%，其医生能开出更为有效的药物与治疗方法的概率提高了 60%，从而使健康管理服务的参加者的综合风险降低了 50%。

（2）健康档案是健康管理的基础。建立健康档案的目的是为了通过系统记录的数据来更好地维护健康，从而减少疾病的发生，延缓疾病的发展，离开健康档案健康管理将无从谈起；同时，通过健康档案还能够方便快速地将获得的有效个人健康信息提供给医生，作为预防、治疗疾病的参考。甚至当发生紧急情况时，这些可以快速提供的有用信息可以节约宝贵的时间挽救生命。完善个人健康档案是健康管理的第一步，同时个人健康档案是陪伴个人健康一生的重要资料，因此健康管理应从建立个人健康档案开始。

（3）电子健康档案。电子健康档案（electronic health records，EHR），也称为电子健康记录，是人们在健康相关活动（疾病防治、健康保护、健康促进等）中直接形成的具有保存备查价值的电子化历史记录。电子健康档案，即由计算机创建、处理并保存的个人健康信息相关的档案。电子健康档案中的个人健康信息包括基本信息、主要疾病和健康问题摘要、主要卫生服务记录等内容。健康档案信息主要来源于医疗卫生服务记录、健康体检记录和疾病调查记录，将其进行数字化存储和管理。它存储于计算机系统之中，以现代医疗信息系统（HIS）为主体做支撑，以居民个人为中心，面向个人提供替代纸质病历的电子、具有安全保密性能的终身个人健康档案。EHR 是以居民个人健康为核心，贯穿整个生命过程，涵盖各种健康相关因素，实现多渠道信息动态收集，满足居民自我保健、健康管理和健康决策需要的信息资源（文件记录）。建立统一的电子健康档案，可以有效实现医疗机构间的信息互联互通、健康信息共享，破除"信息孤岛"。

在遵循国家统一的业务规范和信息标准、满足国家基本工作要求的基础上，电子健康档案在内容的广度与深度上具有灵活性和可扩展性，具体表现在其具有的内容完整、重点突出以及动态高效等的特点上。电子健康档案的记录可以贯穿人的生命全程，内容不仅涉及疾病的诊断治疗过程，而且关注真正与健康密切相关的在日常的生活方式、饮食结构和生活环境，以及机体、心理、社会因素对健康的影响。其信息主要来源于人们生命过程中与各类卫生服务机构发生接触产生的所有卫生服务活动的客观记录。同时电子健康档案的建立和更新与卫生服务机构的日常工作紧密结合，通过提升业务服务系统实现在卫生服务过程中健康相关信息的数字化采集、整合和动态更新。另外，其记录内容和数据结构、代码等都严格遵循统一的国际规范与标准，可实现不同来源的信息整合、无障碍流动和共享利用，消除"信息孤岛"。

在电子健康档案系统中，人们比较熟悉且被普遍使用的信息化工具是电子病历。电子病历（electronic medical record，EMR）也叫计算机化的病案系统或称基于计算机的病人记录（computer-based patient record，CPR）。它是用电子设备（计算机、健康卡等）保存、管理、传输和重现的数字化的病人医疗记录，取代手写纸张病历的形式。电子病历可以根据自身掌握的被记录者的信息，主动进行判断，这样就可以在个体健康状态需要调整时，做出及时、准确的提示，并给出最优方案和实施计划，以保证个体的长期健康。电子病历贯穿整个医疗过程，完整集中地记录了各种医疗服务者下达的医疗指令及执行结果，并被诊断过程中的各个环节使用，具有高度的共享性，是医院信息系统的核心。电子病历具有复杂性、灵活性、可分析性、二重性等特点。病人的信息包括了从管理到临床等丰富的内容，几乎覆盖了所有的数据类型。而这些不同病种记录的不同的病例信息，因其内容、知识、数据的表达均不一样，处理起来也就千差万别，关系型数据库数据结构僵化，无法满足处理要求，而电子病历系统就可以很好地灵活地处理医疗信息。

电子病历和电子健康档案二者联系密切，互相补充，且电子病历是电子健康档案的主要信息来源和重要组成部分。随着网络带宽增加，网速提高，数据传输的速度和准确度都达到空前的高度，使电子病历信息的储存和共享的范围不断扩大，医院诊疗信息、社区服务信息、家庭健康档案、生物病理研究、疾病的药物研究等各种医疗信息将紧密结合形成全民健康保障系统，即居民健康电子档案。可以说电子健康档案是电子病历的高级形式，在电子病历的使用基础上，利用基于互联网和大数据的信息技术，可以将针对病患的电子病历加以扩展，实现服务于居民大健康的电子健康档案的推广与应用。

大学校园作为社会的缩影、学生群体集中的社区，必然要加强对学生健康情况的管理，保证国家生力军具有良好的身体素质。高校学生体质健康工作是学校教育的一部分，是全面推进学生素质教育的重要体现，因此时刻关注和提升大学生的体质健康也就成为学校乃至社会的一个重要的话题。首先，研究高校学生体质健康教育工作，建立健全的高校体质健康档案平台，充分发挥其在高校教育管理中的作用，能够推动高校学生健康管理工作向正规化、科学化发展。其次，建立学生体质健康的电子健康档案在学生的体质健康教育中起着动态监管的作用。相对于纸质档案，它的优势在于可以随时了解有健康隐患的学生的情况，并针对不同体质特征的学生开具不同的"处方"，有利于准确掌握学生的体质健康状况，这对于学校各方面工作的开展和学生的体质教育改革是可行的和必要的。

除了学生的身体素质，更全面的健康管理与分析也是现代高校所必需的。电子健康档案的建立与推广使用可以有效满足高校学生自我保健的需求，满足高校健康管理的需要，以及国家健康决策的需要。首先，学生群体可以通过身份安全认证，授权查阅自己的健康档案，系统、完整地了解自己不同生命阶段的健康状况和利用卫生服务的情况，接受校医院等的健康咨询与指导，以提高自我预防保健意识的能力。其次，持续积累、动态更新的健康档案有助于校医院等卫生服务提供者系统掌握学生的健康状况，及时发现重要疾病和健康问题从而达到预防为主和促进健康的目的。从大方面看来，完整的健康档案能及时、有效地提供基于个案的各类卫生统计信息，帮助国家客观地评价高校学生的健康水平、医疗费用负担以及卫生服务工作的质量和效果。

教育部从 1979 年开始实施中国学生体质与健康教育工作，2005—2016 年的 11 年间，教育部和有关部门联合先后 6 次开展全国范围学生的体质健康调查，并对学生的体质健康状况进行了系统的调研和监测工作，建立了完善的体质健康调研制度。在这期间，教育部等多个部门都相继开展了一系列关于学生体质健康教育的其他工作。高校建立电子健康档案即是响应教育部的号召。以前人们所依赖的传统的健康档案大多用纸质材料记录，随着年份的增加不能够得到有效的保存。另外，传统健康档案不能够更好地做到及时更新，而且更新也是一项十分复杂的工作，难免造成大的疏漏或者错误的记录。鉴于此，EHR 的诞生也是有根可循的，首先，它能使高校学生在就医时快捷方便地利用电子档案，这也是高校建立电子健康档案的初衷和其基本功能。其次，EHR 不仅仅局限于学生就医时使用，很多其他方面也可以应用。如学生对健康状况的自我监测与调整，毕业生在应聘求职单位时需要提供健康证明，可以从网上通过身份识别直接获取。最后，高校 EHR 的建立对国家电子健康系统的研究与开发有着重要的参考价值。系统运行初期，主要是运用在高校内部，若运行情况良好，则可以向市、省乃至全国推广。考虑到高校学生流动性大，毕业去向复杂等现状，此系统若能得到大范围推广，对于全国电子健康系统的研究必将起到举足轻重的作用。总之，虽然高校建立 EHR 的初衷是为了在校学生就医方便，但 EHR 系统在其他方面也具有很好的应用价值。近年来各种传染性流行病肆虐，如 2003 年的"非典"、2009 年的甲型 H1N1 流感、2013 年的 H7N9 禽流感、2015 的埃博拉病毒等。而高校作为人口密度极大的一个特殊机构，学生在学校上课、就餐、住宿，每天大部分时间在学校度过，这种长时间的群居性学习和生活使学校成为传染病的高发场所。学生来自不同的地区和家庭，流动性大，为传染病的交叉感染提供了可能。一旦学生感染传染病而没有被及时发现，将会导致传染病大面积蔓延扩散，严重影响学生身心健康和学校教学秩序，给社会和家庭带来安全隐患。因此，建立完善的 EHR 系统，对于加强高校传染病防控、保障学生身心健康和维持学校秩序起着至关重要的作用。

1.3　高校电子健康档案现状

近年来，随着大学生健康问题日益重要，已有部分高校开始建立高校电子健康档案，采集学生各项指标数据，让医生及时了解学生状况，同时也让学生自身及时掌握身体情况，提供健康建议，取得了良好的效果。但凡事都有双面性，高校电子健康档案的建立也不例外。其劣势或者说所存在的缺陷主要有以下几个方面：第一，根据目前所了解的情况分析，高校学生对电子健康档案缺乏认识，在调查中，45.2%的学生表示没有听说过电子健康档案，在调查的 30 多所高校中，只有两所高校在使用电子健康档案，但并不具备电子健康档案的实用价值和方便快捷的管理体系，这也从侧面反映了高校对电子健康档案仍不够重视。第二，目前，高校的 EHR 系统归档没有统一的标准和规定，对于电子健康档案的统一标准，国际上目前有 HL7、CEN、ISO \ IEC、ASTM、DLEOM、IHT 等。而我国现在正在使用的是《医院信息系统基本功能规范》和《健康档案基本构架与数据标准（试行）》等，这些相关法规使电子健康档案在管理和使用过程中有了一定的依据，但却远远不能满足电子健康档案的发展需要。此外，由于高校本身的特殊性，现行的两部法规很难满足高校学生群体的需要，对于当前电子健康档案，几乎没有专门的标准和规定。第三，目前国家还没有出台专门针对高校电子健康档案的相关法律，其中涉及的诸多隐私权益得不到相应的保障，这有待完善。第四，高校电子健康档案涉及了学生的许多隐私，如学生完整的身份信息、过往病史、遗传病史、健康危险因素等一系列基本健康信息，甚至可能涉及传染病、精神病、性病和艾滋病（AIDS）等敏感内容。可见，EHR 信息一旦泄露，大学生的隐私必将受到不同程度的侵犯。面对海量私密而敏感的 EHR 信息，这其中所涉及的利益足以让那些以贩卖他人基本健康信息的犯罪分子铤而走险，通过诸多非法手段来获取。就目前而言，EHR 的使用权限不甚明晰，在采集、存储、传输、应用和管理过程中，无法有效控制擅自使用、越权使用。采用不正规手段的个人或者相应机构促使学生的基本健康信息泄露。因此，EHR 的使用权限的立法空白亟须填补。

在信息技术快速发展的过程中，我国卫生信息化建设经历了从无到有、从局部到全部、从医院向其他各个卫生业务领域不断渗透的过程，呈现出发散性、渗透性的特点，卫生信息化逐渐成为医疗卫生服务体系不可或缺的部分。纵观整个发展过程，我国卫生信息化建设具有明显的阶段性，可以将其分为三个阶段，目前整体水平上处于第二阶段，部分地区开始进入第三阶段，即依托计算机网络技术加快业务领域的信息系统建设阶段。国家卫生部制定的《"十三五"全国人口健康信息化发展规划》中，明确提出了到 2020 年，基本建成统一权威、互联互通的人口健康信息平台，实现与人口、法人、空间地理等基础数据资源跨部门、跨区域共享，医疗、医保、医药和健康各相关领域数据融合应用取得明显成效；统筹区域布局，依托现有资源基本建成健康医疗大数据国家中心及区域中心、100 个区域临床医学数据示范中心，基本实现城乡居民拥有规范化的电子健康档案和功能完备的健康卡；加快推进健康危害因素监测信息系统和重点慢病监测信息系统建设，传染病动态监测信息系统医疗机构覆盖率达到 95%；政策法规标准体系和信息安全保障体系进一步健全，行业治理和服务能力全面提升，基于感知技术和产品的新型健康信息服务逐渐普及，覆盖全人口、全生命周期的人口健康信息服务体系基本形成，人口健康信息化和健康医疗大数据应用发展在实现人人享有基本医疗卫生服务中发挥显著作用。近年来我国根据电子健康档案的研究成果，实施了社区卫生的计算机化，卫生服务水平不断提高，社区服务的功能进一步加强，不仅可以进行科学的个人数据管理，还可以维护好疾病信息。如上海市闵行区、福建省厦门市等，开展了基于健康档案的区域卫生信息化建设，部分实现了区域居民健康档案在医院、社区之间的共享以及基于健康档案的"电子双向转诊服务"。

但是，电子健康档案在具体的使用中也存在很多问题：

（1）缺乏清晰的概念。就我国目前的情况来看，一方面缺乏清晰的概念，另一方面没有明确的界限，直接导致我国电子健康档案开发混乱。

（2）缺乏标准的规范。我国并没有任何明确的规定来规范电子健康档案的分类和具体格式等，直接导致了其推广的缓慢。

（3）缺乏深入研究。在各个社区及高校中，由于现代医疗设备和技术的不平衡，导致了部分高校集中地区资源重复配置，而其他地区设备、资源不足的现象。

可见，我国目前的电子健康档案建设仍存在诸多问题，但也获得了迅速的发展，特别是在社区中的广泛实践取得了宝贵的经验。作为新思维、新技术的发源地，高校应该充分利用自身的技术优势和大学生的创新精神，勇于开发新技术、新产品，善于借鉴社区信息化建设的经验，大力发展高校电子健康档案并推广到全社会。

1.4 高校智慧医疗现状

以电子健康档案为核心的医疗信息化的发展推动了医疗模式的变革，使智慧医疗时代成为可能。健康数据、运动数据、各种生命体征的指标，集合在每个人的数据库和电子健康档案中，再通过可穿戴设备和小型化智能医疗设备，及时监控血压、心率等方面的生命体征指标，可实现更完善的医疗服务及健康管理。

目前，业内对智慧医疗的概念尚处于探索阶段，每个概念各有侧重。主要有三种理解：一是智慧医疗是一个以医疗物联网为核心、信息高度移动和共享的医疗信息化生态系统；二是智慧医疗建立协同工作的合作伙伴，提供更好的医疗保健服务，并有效地预测和预防疾病，同时还能激励个人做出更明智的选择；三是智慧医疗通过信息化建立健康面对面计划和以个人电子健康档案为核心的数据中心，并按照统一标准实现区域卫生信息互联互通和共享。我们认为，智慧医疗是在新一代信息技术深入发展和智慧城市的推动下，人的健康管理与医疗信息化、医疗智能化交相融合的高级阶段。从广义上讲，智慧医疗是指扩展人们的医疗健康理念，以人们的健康状况为核心，以人们的健康活力为目标，以技术产品创新、商业模式创新、制度机制创新为带动，调动和激发社会医疗健康服务资源，提供便捷化、个性化、经济性、持续性的医疗健康服务。从狭义上说，智慧医疗是综合应用云计算、物联网、大数据为代表的新一代信息技术以及生物技术、纳米技术，整合卫生部门、医院、社区、服务机构、家庭的医疗资源与设备，创新医疗健康管理和服务，形成全息全程的健康动态监测和服务体系。

智慧医疗以电子健康档案为核心，采用电子健康档案的记录运行方式，全程记录从出生到去世，个人人生历程中的所有医疗记录和与临床经验相关的信息。健康档案根据日常体检和定期的健康检查，记录和分析个人的长期健康状况。同时，健康档案还可以作为衡量自身健康状态和遵循医嘱程度进行康复的进度的标准。

智慧医疗所涵盖的新兴的医疗形式在欧美国家已经广泛应用，中国虽然起步较晚，但是发展迅速。国外以美国为例，美国在智慧医疗领域发展非常快，涉及电子病历、医患沟通、移动医疗、个性化和连续医疗等。近 10 年已经划拨 270 亿美元用于医疗电子健康档案的建立。尤其是智能医疗知识库，它可以为近 1 万多种症状、2000 多种诊断、5000 多种药物、6000 多种临床过程提供智能诊断和方案。在国内，医疗信息化方面，经过近 30 年的发展，医院信息管理系统的发展形势十分令人鼓舞，无论是国家、医院还是软件公司都投入了大量的人力、物力与财力。同时随着移动互联网的发展，未来医疗向个性化、移动化方向发展，网络服务提供商 Aruba 近日一份研究报告表示，到 2019 年，大多数医疗机构都会使用物联网技术，全世界范围内有六成医疗机构使用了物联网设备，三年内，智慧医疗会普及到人们的生活当中，成为生活中密不可分的一部分。超过 50% 的手机用户将使用移动健康医疗应用，智能胶囊、智能护腕、智能健康检测等产品将会广泛应用，借助智能手持终端和传感器，可有效地测量和传输健康数据。

我国高校智慧医疗近年来发展迅速。在研发方面，清华大学智慧医疗团队致力于 AI 在医疗领域的深度应用，其核心技术是通过人工智能与深度学习来快速、精准分析癌症影像，解决癌症早期诊断困难，帮助早期临床诊断和治疗，极大提高癌症治愈率并减少不必要的活检。同时，学生对智慧医疗领域的关注与调研，也比普通民众超前。据了解，2015 年暑假，清华大学的 7 位在读本科生就针对智慧医疗进行了一次有意思的社会实践；在 2016 暑期伊始，来自江南大学的"智慧医疗，物联互通"暑期实践小分队也在南通进行了为期 7 天的实践调研，整个活动以南通的智慧医疗产业发展为主题。这些例子无不说明，大学生在智慧医疗的项目上有着极高的参与度。

但与科研和学生关注度相比，智慧医疗在高校中的应用仅限于附属医院，普通校医院发展仍然是十分缓慢的。清华调查报告显示，最常使用的"智慧医疗"形式排名前三的是：网上挂号、手机 APP、网上付款。这三项也是大多数医院目前正在推广的三个项目。例如，杭州市红十字会医院作为杭州智慧医疗首家试点单位，立足于该院门诊工作实际，从精细化管理入手，以病患为中心，采用信息化手段，创建了以多途径分时段全预约、基于市民卡（电子社保卡）的诊间支付为核心的全新门诊流程。而早在移动 4G 商用之初的 2013 年，中国移动南京分公司便针对民众关心的医疗行业信息化应用发展这一问题，联合南京市急救中心，共同推动南京乃至全国 120 急救工作信息化水平的提升。在普通校医院，例如在安徽电子信息职业技术学院采用了 JSP 和 MySQL 数据库技术设计 B/S 结构的高校校医院管理系统，目前运行良好，并预计在兄弟院校推广。但总的来说，普通高校校医院在电子健康档案方面的管理仍在探索中。

1.5　高校电子健康档案与智慧医疗发展

在高校中建立电子健康档案，必然会促进智慧医疗的发展。电子健康档案具备个人健康档案的跟踪管理、健康咨询、健康教育、健康提醒、健康分析评估等功能（图 1-1）。大学生可以通过建立的个人电子健康档案记录自己的日常健康数据，如基本的体检数据和日常运动数据，邀请并授权校医院的医生甚至是健康师、营养师等专业人士管理自己的健康。而这些功能的实现都离不开可穿戴设备等智能设备的使用，以及大数据分析结果通过互联网在手机终端的展现。

个人健康档案中的自我跟踪管理功能可以为高校学生连续记录病前、病中、病愈的信息，从而实现对健康卫生情况的动态记录，使学生在各医疗机构进行就诊、体检的电子病历可以实现在线监管。对需要共享自身健康档案的内容进行权限设置，保护个人信息安全。健康咨询功能为学生提供了诊前、诊后、体检前、体检后的全过程服务。健康咨询创建了一个开放式的医患互动平台，增加了医患信任。校医院等可以根据不同的健康咨询问题以及热点关注度，采取有效的宣传和纾解，积极引导学生从注重医疗救治到医疗健康并重上来。学生可以借助信息化等多种手段在互动平台上开展健康教育和个人自我健康教育，从而提高自我健康管理意识。健康提醒作为辅助手段，可以提醒学生按时进行自我健康监测、保健管理、保健检查等。通过对慢性病患者的健康信息分析，记录何时血压测量、何时服药、季节变换等。

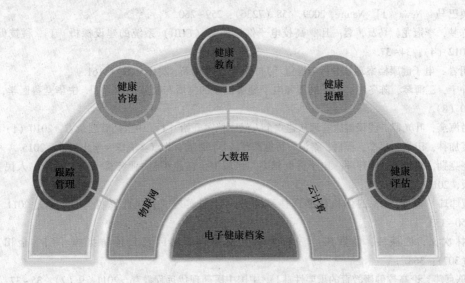

图 1-1 电子健康档案的功能

1.6 结 语

电子健康档案的方方面面都体现着"智慧"的概念，与其他年龄段的人相比，大学生更适合这一模式。大学生作为社会新技术、新思想的前沿群体，国家培养的高级专业人才，更能接受智慧医疗的概念，并加以应用与推广。同时，近年来的数据显示，大学生的身体素质绝大部分处于亚健康状态，慢性病的患病率逐年增长，应用以电子健康档案为基础的智慧医疗模式对切实有效地解决这一现状具有巨大作用。随着时代的发展，在高校中建立电子健康档案应运而生，电子健康档案与智慧医疗相互促进可以实现智慧校园建设，以达到对大学生健康管理的目标。

思 考 题

1-1 请解释以下几个基本概念的含义：
    （1）健康管理；（2）电子健康档案；（3）电子病历；（4）智慧医疗。
1-2 试述健康档案与健康管理的关系。
1-3 请解释电子病历和电子健康档案之间的关系。
1-4 请阐述高校建立推广电子健康档案的意义何在？
1-5 目前我国电子健康档案在使用中存在的问题有哪些？
1-6 "我国高校电子健康档案的建立已经趋于完善"这种说法是否正确？解释一下原因。
1-7 我国智慧医疗发展现状如何？

参 考 文 献

[1] 马晓君. 大学生电子健康档案管理系统功能设计及保障机制研究 [D]. 长春：吉林大学，2015.

［2］奥巴马．News［J］．Nature，2009，458（7236）：259~260.

［3］陈梦，李冠龙，马贤，袁一凡．高校电子健康档案（EHR）系统的建设探析［J］．科技促发展，2012（4）：34~37.

［4］胡岩．电子健康档案现状分析与展望［J］．科学技术创新，2016（22）：161.

［5］钟宁，王海琴，陈冬冬．电子病历和电子健康档案的发展与交互应用［J］．中华全科医学，2010，10（8）.

［6］吕海燕，叶光群．浅谈健康管理从建立个人健康档案开始［J］．中医药管理杂志，2010（1）.

［7］裘加林，田华，郑杰，程韧，秦浪．智慧医疗［D］.2版．北京：清华大学出版社，2015.

［8］饶克勤，胡建平，李保罗．电子健康档案与区域卫生信息平台-业务篇［D］．北京：人民卫生出版，2010.

［9］范炜玮．基于SOA的体检数据迁移系统的设计与实现［J］．计算机与现代化，2011（11）：150~153.

［10］林次义，钱振焌，杨妙燕．浅析大学生颈椎病的病因及其预防措施［J］．金田，2013（307）：368.

［11］陈京萍．论高校健康教育的重要性［J］．中国中医药现代远程教育，2011，9（2）：35~37.

［12］林中，潘建清，曾念彬，于小岑，林惠玲，王焕玲，赵蓉．健康管理在慢性病防治中的应用［J］．实用预防医学，2012，19（5）：767~768.

［13］李青，马良进．建立校医院职工电子健康档案的探讨［J］．首都医科大学学报（社会科学版），2010：100~104.

［14］张静，刘晓丹，彭宇，陈东明．城市社区卫生服务中心电子健康档案信息化管理现状调查［J］．护理研究，2011，25（6）：1528~1529.

［15］刘磊，刘坤．电子病历应用问题分析与对策［J］．中国自然医学杂志，2010，12（6）：535~537.

［16］李翠荣，王燕，王希凯，徐民．电子病历助力临床医学教学的形式探讨［J］．医学信息（上旬刊），2011，24（8）.

［17］关延风，马骋宇．网络信息时代电子病历的隐私保护研究［J］．中国卫生法制，2011，19（6）：60~62.

［18］叶璟．医疗领域在物联网时代的颠覆性改革［J］．中国公共安全（综合版），2012：124~127.

［19］本刊编辑部，白剑峰，汤大铁，王琦，杨春霞．建立健康档案 做好健康管理——手把手教您建个人健康档案［J］．家庭医药.快乐养生，2013（10）：10~14.

［20］陆艳琦，兴华，张晓霞．新农村基层医疗信息化建设现状与对策研究［J］．科技创业家，2013，10：144~145，147.

［21］范炜玮．基于SOA的体检数据迁移系统的设计与实现［J］．计算机与现代化，2011（11）：150~153.

2 大学生健康数据分析

上一章详细论述了建立大学生电子健康档案的必要性和高校电子健康档案的发展现状。本章将通过对国内大学生总体健康状况的研究分析以及对重庆某高校大学生健康调查的具体分析，进一步讨论建立大学生电子健康档案的重要性和紧迫性。

2.1 国内大学生的基本健康状况

世界卫生组织（WHO）对健康标准的定义是：一方面，身体状况良好；另一方面，个人在生活、学习、工作过程中，心理状态、社会和道德状况良好。目前，还没有比较准确的亚健康界定标准，现在被广泛接受和使用的亚健康的定义是：可以把人的生命历程分成两端，健康和疾病分别对应着两端，而亚健康状态作为一个动态的过程，处于健康和疾病的中间状态。也就是说，亚健康在不断变化过程中，可能会向两端变化，对于很多的人来说，亚健康状态会向疾病一端发展。如果对亚健康状态不重视甚至放任不管，就容易导致各种疾病的发生，造成无法预料的后果。相对来说，假设人们能够对自身的身体情况有客观的认识和正确及时的评估，根据自身状况进行合理的调整和治疗，就可以避免进入亚健康状态，从而防止疾病的发生，做一个心理、生理上都真正意义健康的人。根据相关调查可以发现，目前我国城市亚健康人口上升现象突出，特别是在白领等群体中，许多人都处于过劳之中，亚健康人数所占的比例高达76%，真正的健康群体不足30%。而大学生极有可能毕业后成为白领，因此，对大学生群体进行合理的观念更新和及时的健康管理，将优化未来白领群体的体质，我国人群的健康状况将会得到改善。

大学生群体是社会的一个特殊群体，是指接受了系统的高等教育、具有一定知识能力并经过严格专业训练的人。周扬在2016年发表的《江苏科技大学家港校区大学生体质健康现状调查与研究》一文中，对江苏科技大学家港校区大学生体质健康状况进行调查研究后发现，从总体数据上看学生体质健康的及格率较高，但是优秀率较低，并且从这几十年的数据变化分析来看，大学生体质健康总体呈现下降趋势。从大学生的身体形态数据来看，男生和女生的身体质量指数（BMI）具有很大的差异，总的来说男生的 BMI 指数逐年上升，有向体重超重或肥胖发展的趋势；女生的 BMI 指数则一直呈现下降的趋势，令人十分担忧。

如表 2-1 所示，2012~2016 年，大学生体质健康测试结果中大部分学生都及格了，及格率分别为74.3%、75.1%、76.8%、77.9%，但是达到优秀的大学生比例较低，显而易见的是，大学生体质健康现状总体呈下降趋势。

表 2-1　大学生体质健康测试结果 　　　　　　　　　　（%）

项目	2012~2013 年	2013~2014 年	2014~2015 年	2015~2016 年
不合格	0.02	0.1	0.8	1.3

项目	2012~2013 年	2013~2014 年	2014~2015 年	2015~2016 年
合格	74.3	75.1	76.8	77.9
优秀	25.5	24.8	22.4	21.7

通过对已有的亚健康问题研究的相关文献进行查阅，可以发现，大学生群体普遍存在亚健康问题，需要我们重视。当然，目前大学生人数众多，各地及不同层次办学的高等院校在各方面都存在显著的差别。

世界卫生组织（WHO）的调查研究结果表明，目前中国存在亚健康的人数可能超过半数。特别近年来，高校大学生的健康问题出现诸多问题，因此在校大学生的亚健康状况也越来越引起人们的关注，通过查阅关于"在校大学生亚健康"的文献资料和相关研究可以发现，很多这方面的专家学者和教育工作者们围绕此问题也有诸多研究和论述。下面选取部分有代表性的研究和论述进行相关分析和评述。

李军对抽取的 1520 名分布于中国 4 个地区的 6 所高校大四学生的亚健康状况的调查研究发现，有 16 项以上的亚健康症状的学生比例占总体样本的 61.02%，出现相应亚健康问题的学生占总体样本的 64.19%，有高达 20.87% 的学生表现出较为严重的亚健康状态。

陈丽抽取了包括武汉大学在内的 4 所高校的 2000 名在校大学生为调查研究对象，对 1860 名抽取的被调查者实施约谈。研究之后发现，亚健康状态在男生、女生的分布有所不同，女生亚健康所占比例高于男生。在接受调查的男生中，存在亚健康状态人数占样本的 88.75%，健康人数占样本的 11.25%；而在接受调查的女生中，存在亚健康状态的人数占总样本的 91.67%，健康人数占样本人数的 8.33%。通过对调查结果的相关性分析可知，大学生亚健康状况的影响因素有生活方式、心理表征、社会行为和自身体质等。

陈丽华对福建省多所高校的不同专业、不同院系、不同年级抽取了 960 名高校大学生进行调查研究后发现，目前在校大学生处于亚健康状态的人数占总体样本的 67.58%，处于健康状态的在校大学生只占总体样本的 29.09%。

王爽通过随机抽样的方式在北京市 26 所"985"、"211"重点高校中随机抽取了 8 所高校中的 1600 名学生作为研究对象，进行了在校大学生的亚健康状态调查研究，结果发现，北京市重点高校学生身体总体状况为：存在疾病状态的人数比例为 10.52%，存在亚健康状态的人数比例为 67.98%，而健康状态的人数只占 21.50%。针对调查结果进行相关性分析可以发现，社会环境、体育锻炼、遗传、学习生活等因素是造成学生亚健康状态的主要原因。

杨巳望在《大学生亚健康状态的现状调查与对策研究》一文中对现在大学生存在的诸多健康问题进行了详细的研究和论述。从表 2-2 中可以发现：在总体样本 n=228 人中，处于轻度亚健康状态的人数为 97 人，占总体样本的 42.5%；处于中度亚健康状态的人数为 42 人，占总体样本的 18.4%；处于重度亚健康状态的人数为 2 人，占总体样本的 0.9%；处于不健康状态的人数为 1 人，占总体样本的 0.4%；而处于健康状态的人数仅为 86 人，占总体样本的 37.7%。分析调查结果可以发现，在调查的 228 名在校大学生中，大部分学生处于轻度亚健康和中度健康状态，而处于健康状态的仅仅占 37.7%，还有极少的被调查者处于重度亚健康和不健康的状态。

表 2-2 大学生总体健康状况 （$n = 228$）

	频数	百分比/%	有效百分比/%	累计百分比/%
健康	86	37.7	37.7	37.7
轻度亚健康	97	42.5	42.5	80.3
中度亚健康	42	18.4	48.4	98.7
重度亚健康	2	0.9	0.9	99.6
不健康	1	0.4	0.4	100.0
共计	228	100.0	100.0	

从上述调查结果可知，目前在校大学生处于亚健康状态的比例较高，且随着社会的发展，亚健康状态在大学生群体中呈上升趋势，大学生的体质健康问题日益突出。然而，很多大学生对自己的健康状态，特别是亚健康状态没有引起足够的重视，甚至视而不见，这样很容易导致亚健康状态向疾病状态转化，给自身和家庭造成不必要的伤害，甚至造成一系列不可逆的后果。

2.2 重庆某高校大学生基本健康数据分析

大学生是社会发展的中坚力量，他们的体质健康的好坏直接影响着社会的进步和发展。大学生的体质健康状况存在着明显差异。笔者在参考现有研究的基础上，选取重庆某高校的在校本科生作为研究对象（样本个数为 193 个），以问卷调查和现场生理指标检测（包括身高、体重、血压、血氧和脉搏）两种形式收集资料。通过对所收集的资料进行量化整理和统计分析，得出一系列客观、准确的数据结论，可对建立大学生电子健康档案的必要性提供支持论据。

2.2.1 基本生理指标分析

首先在专业医生的指导下，使用专业正规检测仪器对 BMI、血压、脉搏、血氧等基本生理指标进行调查分析（本次检测所收集的数据仅用于调查分析）。

2.2.1.1 BMI

如图 2-1 所示，通过对在校大学生简单随机抽样数据进行分析可以发现，在 124 份 BMI 有效样本中，有 103 人 BMI 正常，占总体样本的 83%；有 21 人 BMI 不正常，占总体样本的 17%，其中偏胖和偏瘦分别占总体样本的 6% 和 11%，男生偏胖的比例较大，女生偏瘦的比例较大（可能与目前很多女生过于注重身材和节食等因素有一定的关系）。

2.2.1.2 人体基本生理指标

通过对统计样本中血压、脉搏、血氧等人体基本健康指标进行分析可以发现，在抽取的样本中（图 2-2），血压正常的人数为 176 人，占总样本的 96.8%，血压不正常的人数为 4 人，占总样本的 3.2%；其中，在不正常的人数中，血压偏高和偏低者分别占总样本的 2.1% 和 1.1%，可以看出在血压指标中，不正常的比例相对较低。之后对脉搏、血氧进行数据统计分析发现，这些指标不正常的人数分别占总样本的 9.4% 和 3.6%（图 2-3、图 2-4）。脉搏表现为心脏跳动时输出血液冲击引起的动脉跳动，因此脉搏可以从某些方

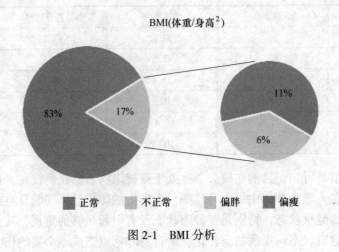

图 2-1　BMI 分析

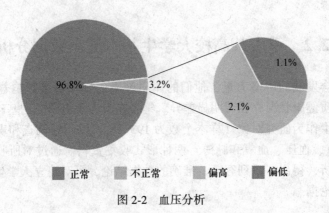

图 2-2　血压分析

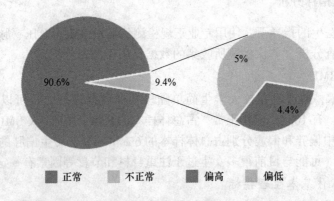

图 2-3　脉搏分析

面反映人体的健康问题，当然，运动和情绪激动等因素也会对脉搏造成一定的影响。同样的道理，血压、血氧也都能从不同角度、不同方面体现出人体的生命信息特征。考虑到是随机调查，体育课、饮食、情绪、仪器误差等因素都会引起生理波动，故综合以上信息分析得出，该校大学生的生理指标均属正常范围之内。

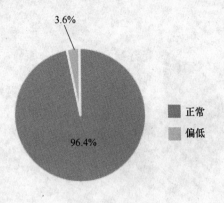

图 2-4　血氧分析

2.2.2　身体机能表现

基于以上基本指标，对样本的视力、睡眠、身体酸痛感等身体机能表现进行了调查、统计和分析。

2.2.2.1　视力

从图 2-5 中可以看出，在视力情况调查样本中，佩戴眼镜度数大于 600 度的人数占8%，说明目前在校大学生中高度近视的人数所占比例较高。

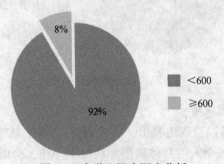

图 2-5　大学生视力调查分析

2.2.2.2　睡眠质量

如图 2-6 所示，可以清楚地看到睡眠状况的相关数据，其中睡眠状况差/很差的人数占了总体样本的 12%，在实际问卷调查过程中发现，有部分同学出现"晚上睡不着，早上起不来"的窘状。对于 20 岁左右的大学生而言，这个比例显然有些偏高。

2.2.2.3　身体酸痛

图 2-7 是对样本进行"站久后的酸痛感"这一项指标进行统计的结果，调查发现有5%的样本在长时间站立后身体会出现明显的酸痛感。这一结果说明有部分同学身体的某些部位或器官可能存在健康问题。

2.2.3　锻炼与游戏时间分析

随后，对样本锻炼时间以及长跑（800m/1000m）的达标率、玩游戏时间进行了统计。

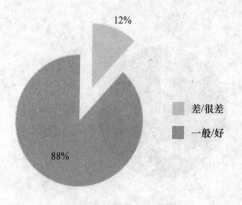

图 2-6　睡眠质量分析

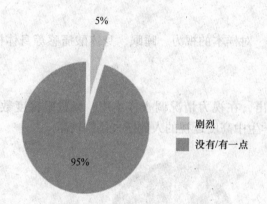

图 2-7　站久后的酸痛感分析

2.2.3.1　锻炼与长跑成绩

通过统计（图 2-8）可以清晰地看出，每次锻炼时间有 38% 的人小于 20min，而从锻炼时间本身来分析，由于每个人的身体素质和状况不一样，所以锻炼产生积极效果的时间也不一样，但总体来说，时间不应少于 20min，否则很难达到锻炼效果，而在被测样本中有高达 38% 的人锻炼时间小于 20min，这严重影响他们的体质发展。对长跑成绩进行统计分析（见图 2-9）也可以发现，有 5% 的学生不达标（在此数据统计中，排除了由于自身思想原因、体测过程中不标准计时、计程等诸多因素的影响）。与南京理工大学等其他高校的达标率接近，但仍略有差距。

2.2.3.2　游戏时间

那么这些花很少时间锻炼甚至不锻炼的人，他们每天的时间安排都是怎样的呢？带着这样的疑问，本调查对样本每天玩游戏的时间（图 2-10）进行了询问和数据统计，经过数据分析发现，大部分人每天都会花一定的时间玩游戏，而每天在游戏上花费时间超过 2h 的人占了样本总数的 21%。这部分同学长期沉溺于游戏，他们的身体健康受到了严重的影响。

金晶在《大学生玩手机游戏成瘾的现状分析》一文中指出，大学生沉迷于手机游戏的程度较高。大学生每天玩手机游戏的时间长短不一，其中平均每天玩 1~2h 的人数最

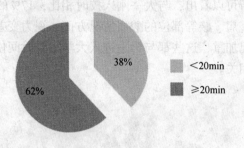

图 2-8 锻炼时间分析

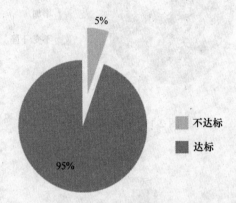

图 2-9 800m/1000m 体测达标情况分析

多，平均每天玩 1h 以内和 3h 以上的占 1/3，少数学生玩游戏时长达 6h 以上。据了解，许多学生有在课堂上玩手机游戏的经历，还有个别学生经常在课堂上玩游戏。大多数学生在就寝后玩手机游戏至 23 点左右，少数学生玩游戏至零点以后。

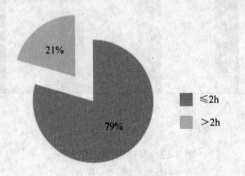

图 2-10 样本每天游戏时间分析

2.2.4 综合分析

综合以上情况，从样本变化的角度对学生的亚健康状况进行深入分析。

2.2.4.1 健康指标的变化

图 2-11 和图 2-12 分别从体重变化、长跑成绩、视力、睡眠、身体酸痛等方面进行了

数据统计，通过数据分析可以看出，与大一刚入校时相比，17%的人体重增加，而在长跑成绩、视力、睡眠和颈、肩、腰等部位的酸痛情况方面，视力变差排在首位；其次是睡眠质量下降和身体酸痛情况加重，这些都与学生进入大学后长时间使用手机、电脑和打游戏的不健康生活习惯密切相关。

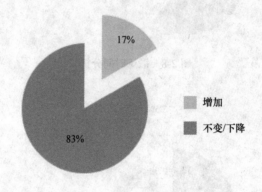

图 2-11　体重变化分析

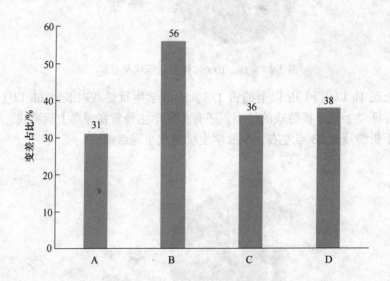

图 2-12　身体情况变化分析
A—长跑成绩；B—视力；
C—睡眠；D—颈、肩、腰等部位酸痛情况

2.2.4.2　亚健康表现

在亚健康表现的相关问题中（图 2-13），容易疲劳和活力减退（如精力不充分、易紧张、头脑不清醒、思维涣散、头晕头痛、眼睛疲劳、视力下降等）的问题表现突出。可以看出，在大学生群体中，处于亚健康的人数确实不在少数，需要引起社会的关注。

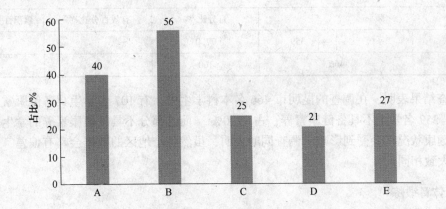

图 2-13　亚健康状况分析

A—疲劳多（浑身无力、容易疲劳）；

B—活力减退（如精力不充分、易紧张、头脑不清醒、思维涣散、头晕头痛、眼睛疲劳、视力下降等）；

C—反应能力减退（如起立时眼前发黑、睡眠不好、手足发麻等）；

D—适应能力减退（如容易晕车、坐立不安、心烦意乱、经常感冒）；

E—没有以上症状

2.3　影响健康问题的因素分析

　　由前两节的分析可知，当前在校大学生总体健康状况很不理想，大部分在校大学生或多或少存在非健康状态，而这些不健康的状态也或多或少地反映在他们的学习、生活中，这些不健康状况也会随着他们的成长表现得越发明显。目前大学生的身体状况令人堪忧，群体性亚健康问题较为突出，这一现象也应该引起更多人的关注。

　　针对数据分析中出现的问题，本节将进一步分析其内在影响因素。

2.3.1　健康素养

　　健康素养是影响现在大学生健康的内在重要因素。段文凝在《昆明市大学生健康素养现状调查及影响因素》一文中对昆明市在校大学生健康素养进行了调查和分析。该文利用 SPSS17.0 对昆明市大学生各个方面的情况进行了统计（大学生体质健康素养以及三个维度、五类健康问题的各个方面健康素养具备率情况），并将统计结果进行整理和分析（表 2-3）。

表 2-3　总体健康素养水平具备率

健康素养水平					
	频率		百分比/%	有效百分比/%	累积百分比/%
有效	1.00	107	23.0	100.0	100.0

健康素养水平					
	频率		百分比/%	有效百分比/%	累积百分比/%
缺失	系统	359	77.0		
合计	466		100		

调查结果表明，在调查的昆明市 466 名本科学生中，有 107 名学生具备健康素养，占 23.0%，359 名学生不具备健康素养，占 77.0%。而这部分不具备健康素养的学生，他们的身体健康状况将会受到影响。调查同时表明，虽然各个地区的数据会略有偏差，但是总体情况大致相同。

2.3.2　体育锻炼

体育锻炼对健康状况有较大影响。王海龙在《河南大学高年级学生体育锻炼现状的调查与分析》中发现，多数大学生在升入高年级之后参加体育锻炼的运动量有所下降。

如表 2-4 所示，高年级学生参加体育锻炼的情况为：男生有 192 人参加体育锻炼，占男生总人数的 82.4%；女生有 134 人参加体育锻炼，占女生总人数的 69.1%。参加体育锻炼比例在大三和大四学生中分别占 79.6% 和 73.3%。从女生参加体育锻炼的情况来看，无论是大三学生还是大四学生，其参加体育锻炼的人数占比均低于平均人数比。男、女生参加体育锻炼的占比差距较大，除此之外，从数据来看，大三年级的学生参加体育锻炼的情况总体来说要比大四学生稍微好一些。

表 2-4　高年级大学生参加体育锻炼的情况

类别	男	女	大三	大四
总人数/人	233	194	206	221
锻炼人数/人	192	134	164	162
比例/%	82.4	69.1	79.6	73.3

由表 2-5 可以看出，高、低年级均参加体育锻炼的学生共有 293 人，其中 177 人为男生，是男生总人数的 76.0%；116 人为女生，是女生总人数的 59.8%。就纯粹从比例这个数据来说，男生高 16.2 个百分点；其中 150 人是大三学生，占大三总人数的 72.8%，相比较大四参加体育的锻炼人数占比高了 8.1 个百分点。由此能够看出在高、低年级均参加体育锻炼的学生也超过了总人数的一半，其中大三学生比大四学生多些，男生比女生多些。

表 2-5　学生在高低年级均参加体育锻炼的情况

类别	男	女	大三	大四
总人数/人	233	194	206	221
锻炼人数/人	177	116	150	143
比例/%	76.0	59.8	72.8	64.7

由表 2-6 可以看出，在低年级参加体育锻炼，但进入高年级后不再参加体育锻炼的学

生一共有 46 人，占总人数的 10.8%。在这部分学生中，24 人为男生，占男生总人数的 10.3%；22 人为女生，占女生总人数的 11.3%；并且其中 14 人是大三学生，占大三总人数的 6.8%，32 人是大四学生，占大四总人数的 14.5%，由此不难看出大四学生所占比例高达大三学生的 2.1 倍。

表 2-6 学生在低年级参加课外体育锻炼但高年级不参加的情况

类别	男	女	大三	大四
总人数/人	233	194	206	221
锻炼人数/人	24	22	14	32
比例/%	10.3	11.3	6.8	14.5

总而言之，近年来大学生的整体身体素质逐年下降，而对参加体育锻炼的效果进行分析可知，体育锻炼对学生身体健康状况具有巨大影响，随着学生的年纪越来越大、学习的知识越来越深奥、老师布置的作业越来越多，大多数学生参加体育锻炼的运动量也随之下降。一方面，近年来由于社会和经济的快速发展，丰富多彩的物质和社交充斥大学生生活，占据了本应进行体育锻炼的时间；加之父母对子女的溺爱，使孩子的意志力逐渐下降，因此对体育锻炼难以坚持。久而久之，体育锻炼逐渐被电子产品和网络游戏所取代，从而导致学生身体素质逐渐下降。随着现代社会的发展，这种现象也进一步严重。

另一方面，大学生的体育锻炼状况不佳，学校因素也占有很大的比重。在各高校体育教学课程中，教学模式以及运动场地、体育器材、师资力量和水平等客观条件制约了学生体质健康发展。与此同时，学校体育课"缩水"也是制约学生体质健康发展的原因之一，体育课活动不断降低难度、强度，老师上课敷衍了事，长期如此，对大学生身体素质的提高难以起到较好的促进作用。

2.3.3 不良生活方式

除了个人素养与体育锻炼，更重要的原因是不良生活方式对大学生身体健康的影响。刘增东在《1985 年~2014 年吉林省大学生身体素质变化及影响因素分析》中对大学生生活习惯以及发生的改变进行了研究，发现经常吃垃圾食品，经常上网、熬夜等不良生活习惯的学生逐渐增多，并且在总人数中占有较高比例（表 2-7）。

表 2-7 1995 年、2005 年和 2014 年学生生活习惯监测问卷统计结果

项目	1995 年		2005 年		2014 年	
	是	否	是	否	是	否
经常吃垃圾食品	51%	49%	77%	23%	89%	11%
经常上网	5%	95%	82%	18%	95%	15%
经常熬夜	47%	53%	58%	42%	70%	30%

改革开放以来，生活方式发生明显的变化，从"动"到"静"跨度变化十分明显。20 世纪八九十年代孩子们喜欢的就是跳皮筋、捉迷藏、赛跑、打弹弓等，现在孩子们喜欢的是网络游戏、手机淘宝、各种"刺激"的活动，大脑每天都在接受电磁波的洗礼，降低了对知识、对运动的渴望。据可靠数据统计得出：学生业余活动时间已经被电脑和网

络游戏严重挤压。随着社会进步、科技发展，人们的生活水平越来越高，电子产品已经进入了人们的生活，大学生几乎更是人人都有手机和电脑，加上大学闲暇时间充足，因此很多学生无法控制自己的"堕落"行为，除了打游戏还是打游戏。长期接触电子产品和熬夜导致很多学生睡眠质量低、精力不充沛、记忆力逐渐减退。据调查统计，有 48% 的大学生不按时吃早餐，甚至根本不吃早餐，更有 54% 的学生图方便省时，直接用方便面代替正餐。不良的生活方式成为大多数健康问题的罪魁祸首。

目前在大学中，有不少人为了应付各种考试、作业等而熬夜，没能合理安排作息时间和饮食起居，导致精神紧张，身体超负荷运转。打游戏、上网、熬夜、晚起等现象在男生中比较普遍。目前，国内很多高校管理力度还达不到国家标准要求，部分学生因为在松散的氛围中，难以规范自己的行为，经受不住来自外界的诱惑，加上缺少老师的正确指导，迷失方向，大学生活变成了混日子。对于很多女生来说，由于减肥节食而导致弱不禁风的现象也较为明显。产生这种现象的原因主要和现在社会审美标准有关，大部分女生在现阶段对理想、学术、事业缺乏关注，或者说是对以后的生活很迷茫，因此更愿意听到自己被"肯定"和"喜欢"的评价，一味地追逐时尚，追求身材苗条，逃避现实。由此引发的健康问题也令人堪忧。

2.3.4　学业压力

除了娱乐，学业的压力也让大学生不得不花大量时间在电脑前学习，无形中挤占了户外活动与健身的时间。目前，社会各方都比较重视学生的学业成绩，往往忽略了对学生身体素质的考查。

家庭中，家长们都期待自己的子女能够通过努力学习出人头地，因此大多数家长只重视孩子专业课的学习和表现，有些家长认为孩子没有生病就算是健康，从而严重忽视了平时的体育锻炼对孩子身体素质的重要性，由此可见家长对于孩子亚健康状态的认识还有待提高。家庭的教育观念导致很多学生没有从小养成锻炼的习惯和意识，致使他们健康素养不高，身体状况在以后的成长中很容易出现问题。

学校中，在线教学等各种新型教育形式的使用和对学生自主学习等综合能力的培养都离不开网络和电脑的使用，这当然是信息社会所必需的现代化教育，但无形中也增加了学生的电脑使用时间和学业压力。

走出学校就面临着就业压力，当今社会就业压力很大，有 76% 的学生认为就业有一定的压力，20% 的学生认为就业存在很大的压力。这让学生必须在学校课程之外去学习更多的行业知识和技能来提升自己，并承受更大的心理压力。

以上种种学业压力，不仅占用了学生锻炼的时间，更对学生的心理造成了不同程度的影响，具体表现为睡眠不好、精力不足、视力变差等，从而导致亚健康状态的产生。

2.4　结　　语

本章通过对在校大学生基本生命特征、身体机能变化、生活习惯等相关问题进行统计和分析发现，很多大学生在进入大学以后，身体机能（如视力等）普遍下降，不良的生活习惯、自制力的降低导致他们的体质健康受到严重的影响，而对电子产品的过度依赖和缺乏锻炼更加剧了这一现象。对产生这一现象的原因进行分析可知，大学生自身的健康素养、体育锻炼是影响体质健康的主要原因，同时不良生活方式、学习压力等因素也会对其产生影响。因此，呼吁大学生重视体质健康，提高自身健康素养，加强锻炼，养成良好的生活习惯；并建议高校充分利用智能设备和电子健康档案等信息技术对学生健康情况进行健康管理，以便及时发现学生的健康问题，给出运动及医疗建议，达到提高大学生群体健康素养和体质健康的目的。

思 考 题

2-1 请简单解释以下几个概念的含义：

　　（1）亚健康；（2）BMI 指数；（3）健康素养；（4）自制力。

2-2 导致大学生亚健康状态的原因主要有哪些？

2-3 大学生亚健康的主要表现症状？

2-4 试阐述哪些行为会影响在校大学生的身心健康？

2-5 在本章亚健康形成原因分析可以发现，不良的生活方式也是造成大学生健康问题的重要因素之一，结合相关书籍和文献，在实际生活中，我们应如何根据自己的健康状况调整饮食？

2-6 2018 年健康中国行——科学健身主题宣传活动启动仪式在北京举行。为贯彻落实全国卫生与健康大会精神，提升人民群众健康素养水平，国家卫健委、国家体育总局、教育部、全国总工会、共青团中央和全国妇联联合发布科学健身的 10 条核心信息。请查阅资料分析，在我们日常生活中，科学锻炼应该遵循哪些原则？

参 考 文 献

[1] 杨巳望. 大学生亚健康状态的现状调查与对策研究 [D]. 长春：吉林大学，2015.

[2] 段文凝. 昆明市大学生健康素养现状调查及影响因素分析 [D]. 昆明：云南大学，2015.

[3] 刘增东. 1985 年—2014 年吉林省大学生身体素质变化及影响因素分析 [D]. 长春：东北师范大学，2015.

[4] 陈丽. 武汉地区部分高校学生亚健康状态的成因与干预措施研究 [D]. 武汉：武汉体育学院，2009.

[5] 王爽. 北京市重点高校学生亚健康状态成因及体育干预的思考 [D]. 北京：北京体育大学，2012.

[6] 赵瑞芹，宋振峰. 亚健康问题的研究进展 [J]. 国外医学社会医学分册. 2002，19（C3）：10~11.

[7] 陈雪梅. 有氧运动对"亚健康"积极作用的一些探讨 [J]. 体育研究（文教资料），2006（C12）：154~155.

[8] 陈国元，等. 教师"亚健康"现状及预防对策的研究 [J]. 职业卫生与病伤. 2000，15（2）：10~102.

[9] 陈学东. 大学生亚健康研究现状及发展趋势 [J]. 西安社会科学，2009，（3）：172~173.

[10] 刘波. 高校新生亚健康状态及其与体育锻炼关系的研究 [D]. 南京：南京师范大学，2007.

[11] 王海龙. 河南大学高年级学生体育锻炼现状的调查与分析 [D]. 开封：河南大学，2015.

[12] 周杨. 江苏科技大学张家港校区大学生体质健康现状调查与研究 [J]. 亚太教育，2016，（36）：262~264.

[13] 于洋. 当代大学生"宅"生活的心理解析 [J]. 辽宁师专学报（社会科学版），2013（3）：

70 ~ 72.

[14] 翟昕元. 三峡大学女生体育意识及体育行为的调查研究 [J]. 三峡大学学报（人文社会科学版），
    2010（s2）：240~241.

[15] 王欣. 800m 和 1000m 测试场地应有明确的标准 [J]. 体育教学，2009（12）：55.

[16] 陈丽华. 福建省大学生亚健康现状及干预对策研究 [D]. 福州：福建师范大学，2008.

高校智慧医疗检测技术

3.1 智慧医疗与大学生健康管理

由前文可知，新时期高校要面对的问题不仅仅局限在教育、教学、科研领域，大学生健康管理是其需要面对的另一重要课题。它和组织建设一样，一直是高校的薄弱环节。健康管理是一种理念、一种手段，它具有完整、详细和严谨的服务程序。它首先需要了解健康，收集个人的健康信息，从中找出危险因素。截至 2017 年，根据国家统计局和教育部发布的最新数据显示，中国有超过 3100 所高校，在校大学生人数是 10 年前的 10 倍多，达到 2695.8 万人。这一群体数量庞大，庞大的数字背后，也意味着这一群体的复杂性、多样性。基于大学生群体的这两个性质和信息技术在医疗领域的深入应用，应通过建立大学生健康管理档案电子数据平台，形成多元化的网络参与主体。大学生健康管理档案电子数据平台的建设需要依靠学生个人、高校校医院、医疗机构和社保中心等多方的支持，以保证信息的准确性和分享性。平台的建立可以准确地提供包括大学生身体体检、心理测试、家庭背景等相关数据，切实为参与主体——在校大学生提供健康管理依据，并有助于大学生健康管理的实施。而健康档案信息主要来源于医疗卫生服务记录、健康体检记录和疾病调查记录。

众所周知，智慧医疗源于 IBM 公司提出的"智慧地球"的概念，是指以电子健康档案为基础，综合运用物联网、互联网、云计算、大数据等技术来构建医疗信息共享的交互平台，以此来实现患者、医疗机构、医务人员和医疗设备等互动，智能匹配医疗生物圈的需求。因其具有统一分析、实时查询和信息共享等优势而得到了迅速的发展和广泛的应用。而基于健康档案的区域医疗信息平台是智慧医疗的基础。同时，智慧医疗相关数据的综合整理又反馈于健康档案的建立过程。因此，智慧医疗和大学生的健康管理在科学技术快速发展的当今有着密不可分的联系。

医疗物联网技术是智慧医疗的核心。医疗物联网的应用方式（图 3-1）是指依据医疗过程的需求，将各种信息传感器设备，如射频识别装置、感应器、移动智能手机、激光扫描器、医学传感器、全球定位系统等，与互联网结合起来形成巨大的网络，并将这些信息传感设备通过医疗物联网技术与所有的资源连接在一起，进而实现资源的智能化、信息共享与互联。

云计算作为一种基于互联网的计算方式，通过这种方式，共享的软硬件资源和信息可以按需求提供给计算机及其他设备，打破信息孤岛，以互联互通连成云数据中心。同时，智能医疗设备通过智能采集、智能识别、智能思考及智能控制四个过程，依托于云计算与智能计算，将标准的现实操作转变为代码，继而实现与大数据的交互提升，建立完整的电子健康档案。

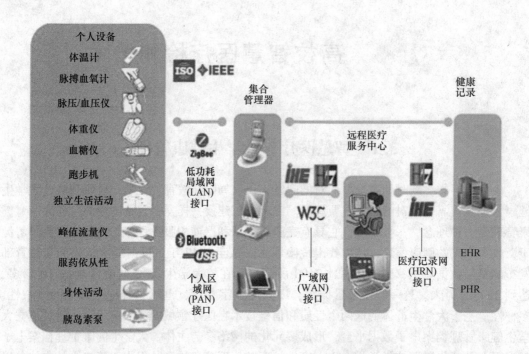

图 3-1　医疗物联网技术应用框架

　　物联网技术的逐渐发展、应用以及智能手机的普及让医疗健康模式的发展迎来了新的机遇，即远程医疗的应用。远程医疗融合了云计算、云服务等互联网技术和手段，催生了众多智能健康医疗产品，比如智能穿戴设备、远程血糖仪、不同类型的生化分析仪等。这些智能医疗设备可以为用户提供随时随地的医疗监控服务，帮助用户及时做好疾病预防及管理。智能设备具有以下特点：

　　（1）智能化。智能医疗设备拥有先进的电路系统、无线网络的支持并且起码具有一个低水平的独立处理能力。用户不是孤立的个体而是作为庞大数据库中的一环。

　　（2）操作方便。智能医疗设备实现了传统医疗的模式转变，实现了科技和用户的主动交互，往往不需要烦琐的操作，用户就可以详细掌握自身状况。

　　（3）实用性增强。智能医疗设备涉及运动健身、医疗保健、信息交流、行业应用等众多领域。

　　（4）更具美感。在科技行业中，审美价值往往被视为是次要的，但当产品需要使用甚至是穿戴在身上时，美学和时尚就显得十分重要了。

　　本章根据不同的检测指标，列举适合高校的智慧医疗检测技术，并结合案例分析智慧医疗在高校的应用前景和其对大学生健康管理或电子档案建立的作用。

3.2　个人健康与运动信息检测

　　首先从能够检测个人健康与运动信息的技术入手，这类设备凭借物美价廉和方便使用的特点得到了快速发展，它们在高校中使用具有如下优势：

（1）价格在普通大学生的承受范围之内，便于在高校中推广。

（2）使用方便，可记录多种基本生理和运动指标。

（3）既可以面向学生个人，让学生及时了解自己的身体和运动状况；又可以通过信息技术将数据接入数据库，形成电子健康档案的一部分。

（4）高科技与小巧靓丽的外观符合大学生群体的消费观念，不仅可帮助学生记录健康数据，更可吸引学生主动更新健康观念，从而在未来具有更加全面的健康素养和更健康的体质。

常见的能够检测个人健康与运动信息的技术设备一般是小型家用设备和可穿戴设备。可穿戴设备为医疗器械行业带来了一场设备小型化、便携化和可穿戴化的变革。新型的智能可穿戴设备不仅能够实时监测血压、血糖、心率、呼吸频率、体温和血氧含量等人体健康指标，还能够用于各种疾病的治疗或者辅助治疗。而小型家用医疗设备，顾名思义，就是主要适于家庭使用的医疗器械，它区别于医院使用的医疗器械，操作简单、体积小巧、携带方便是其主要特征。

这些能够检测个人健康与运动信息的技术设备能够借助多种传感器对不同的人体生理指标进行采集，并将这些数据无线传输到随身携带的中央处理器（如智能手机或是其他的小型便携无线装置，当用户的某项生理指标出现异常时中央处理器就会及时报警），中央处理器会把这些数据传输到医疗机构，以辅助医生及时对用户的病情进行专业、全面的分析和治疗。

3.2.1 智能化的传统检测设备

3.2.1.1 血压计

传统血压计主要有听诊法血压计和示波法血压计，存在使用要求烦琐、测量不准确等缺点。现代智能血压计利用现代电子技术与血压间接测量原理进行测量，最终以数字形式呈现测量数值，利用多种通信手段，将传统血压计的测量数据上传到云端，让血压计的使用者及医务人员等能够在任何时间、任何地点通过手机、平板电脑等智能终端看到使用者的测量数据。可以在云端保存连续的历史数据，可为使用者建立健康档案，可以对使用者健康及疾病状况进行统计和分析，更好地了解和跟踪使用者的健康状况，实现健康与疾病智慧医疗的管理新模式。

智能血压计通常会提供配套的手机 APP。APP 除了基本的数据统计和分析功能外，还可以提供许多增值服务。比如英唐众创研发的 APP 就提供了测量、服药、锻炼提醒的功能。有些还提供健康咨询服务，比如在 APP 里提问，然后有医生来回答。这样不仅能整理综合使用者的信息，方便建立高校的电子健康档案，还可有效地建立大学生本人与高校校医院、高校与高校、高校与医院的沟通桥梁，形成三维立体的现代化大学生健康网络。本节以上臂式欧姆龙智能电子血压计 HEM-7112（图 3-2）为例，具体介绍其作用机理。

上臂式欧姆龙智能电子血压计 HEM-7112 采用单键操作，易学易用，当血压超过 135/85mmHg 时可以自动报警。测量方法采用示波测量法。示波测量法的作用原理是对袖带自动充气到一定压力后停止加压，开始放气。在放气过程中，随着外压力的下降，血流就会通过血管，且产生一定的振荡波，振荡波传播到压力传感器，压力传感器便实时检测所测

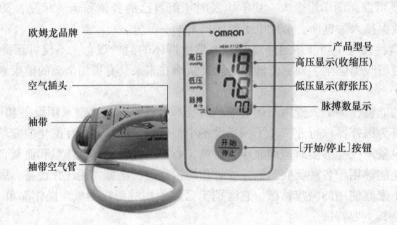

欧姆龙品牌 ——
空气插头 ——
袖带 ——
袖带空气管 ——

—— 产品型号
—— 高压显示(收缩压)
—— 低压显示(舒张压)
—— 脉搏数显示
—— [开始/停止]按钮

图 3-2　上臂式欧姆龙智能电子血压计 HEM-7112

袖带内的压力及波动。逐渐放气，振荡波越来越大。由于袖带与手臂的接触越来越松，因此压力传感器所检测的压力及波动越来越小。选择波动最大的时刻为参考点，以这点为基础，向前寻找峰值是 0.45 的波动点，这一点为收缩压，向后寻找峰值是 0.75 的波动点，这一点所对应的压力为舒张压，而波动最高的点所对应的压力为平均压。由于采用了自动加压技术，可使精度控制在正负 5% 左右。上臂式欧姆龙智能电子血压计 HEM-7112 通过内置 GRPS 和 3G 模块，利用无所不在的公共移动通信网络，可将数据直接上传到云端。其优点是使用方便，日常使用跟传统血压计一样，无需考虑手机。另外，数据随时可得，还可以利用蓝牙技术进行数据传输。在血压计中有内置的蓝牙模块，这样可以通过蓝牙将测量数据传送到手机，然后再由手机上传到云端，以便进行数据的整合与分析。这种方式的优点十分明显：无线传输，不需要接线，也不依赖于外部网络，可以直接上传到手机。但也有明显的缺点，即必须依赖手机。测量血压时，要同时操作血压计和手机，很不方便。使用前要先做蓝牙匹配。

可以预测，智能血压计将以其轻巧便携的设计、简单实用的操作模式以及精准的测量在高校的推广与应用中占据很大的市场。同时，伴随着技术的进一步发展，较为低廉的价格也十分有利于其在高校内的推广。

3.2.1.2　体脂秤

人体脂肪秤是除了可测量体重外还可以测量脂肪、水分等的称重计。研究发现，某种频率电信号通过人体时，脂肪部分会比肌肉和人体的其他组织的"阻抗"值更高。也就是说，当利用一个安全的特定频率电信号通过人体时，电信号会因人体"阻抗"值的不同而发生不同程度的变化。人体脂肪秤就是基于以上的原理来工作的。因为体内电流的通道导体是肌肉，从电流通过的难易度可以知道肌肉的重量，由此可判断肌肉占体重的比例。

人体脂肪是人体的重要组成部分，在人体内有重要的功能和作用，如提供能量、保护内脏、维持体温、协助水溶性维生素的吸收以及参与人体代谢活动等。但是，过多的脂肪却会影响人体健康，会导致糖尿病、心脑血管疾病的发生等。另外，肥胖疾病患者往往还面临着怕热、影响体形、易疲劳等种种苦恼。资料显示，目前我国在校学生超重、肥胖的发生率的增长速率已经大大高于欧美发达国家，肥胖已经成为影响大学生身心健康的重要因素。由此可见，持续追踪大学生相关体脂数据，并建立相应的数据平台以此来控制肥胖增长率已经成为大学生健康管理中的重要一环。

EBER 体脂秤（图 3-3）采用 BIA 生物电阻测量算法，测量结果比较准确，价格相对低廉，适合高校校医院使用。BIA（bioelectrical impedance analysis）的理论根据：基于 BIA 是一种根据不同身体组织具有不同导电性质而设计估算体组成的技术。身体组织被接上大于频率 50kHz 的安全电流后，电流可由细胞外液通过。但是一部分电流会被细胞膜阻挡，一部分电流则因为细胞膜暂时荷电而减缓电流的速度。使用广泛实验得到的公式，就能够比较精确地测量人体脂肪百分比、人体水分百分比、人体肌肉百分比、骨骼重量等人体成分。同时，EBER 体脂秤内置的四颗高精度压力传感器也从另一方面保证了结果的准确性。EBER 体脂秤通过蓝牙自动智能连接 EBER 智能健康 APP，通过数据云处理反馈使用者的身体状况并给予合理的建议。其可以将数据智能曲线分析，以图表和图形显示体重和进度趋势，从而建立一套完整的个人健康电子数据档案。

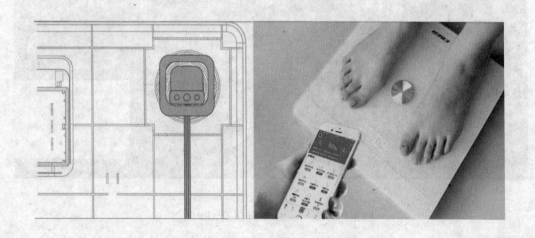

图 3-3　EBER 体脂秤内置压力传感器及外观

综上所述，现代人体脂肪秤不仅可以随时随地检测人体体脂重量，方便了解使用者的实时身体状况，还可以通过蓝牙传输，配合相应的 APP 处理结果，有效建立起使用者的长期身体体脂数据平台，十分有利于当代大学生肥胖等问题的追踪及解决。

这些智能化的传统检测设备将现代物联网等技术应用于传统的医疗检测设备，为传统医疗模式带来了新的活力。智能化的传统检测设备由于具有可移动性及可以完成数据自动获取的特点而更迅速；由于信息交互融合而更准确；同时基于电子信息档案的全面数据支持决策而更智能。传统和现代科技的结合将更加有利于大学生电子健康档案的建设。

3.2.2　智能手环与手表

智能手环与手表是一种穿戴式智能设备。通过智能手环与手表，用户可以记录日常生活中的锻炼、睡眠还有日常饮食等实时数据，并将这些数据与手机、平板电脑等设备同步，用户可以实时查询这些数据，以起到通过数据指导健康生活的作用。

　　智能手环、手表作为目前备受用户关注的科技产品，拥有的强大功能和时尚简洁的外观，正悄无声息地渗透和影响人们的生活，吸引人们的关注。其主体一般采用医用橡胶材质、记忆橡胶材质，天然无毒；外观设计高档时尚、大方，颜色多样，不仅具有运动健康秘书的功能，还具有时尚配件的功能，十分符合当代大学生的审美与需求。

3.2.2.1　Nike+FuelBand

　　2012 年 2 月，第一代 Nike+FuelBand 问世，后来耐克公司又陆续推出了灰色及白色两个版本，并且免费附赠配套的 iOS 平台应用程序。近期耐克公司又推出第二代 Nike+Fuel-Band（图 3-4），第二代手环较第一代将增加新功能并且可以跟踪更多的人体生理指标，可以支持心率脉搏检测，还加入了蓝牙 4.0，方便用户同步数据。

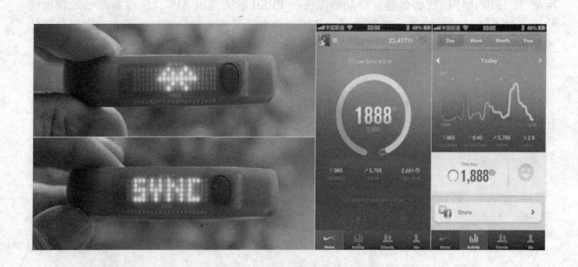

图 3-4　Nike+FuelBand 外观及 APP 示例

　　第二代 Nike+FuelBand 材质选择突出了个性诉求。其表面由防滑硅胶材质覆盖，经过半透明式处理（黑冰款）隐约可以看到内部芯片，非常时尚，个性感十足。手环的锁扣部分设计的严丝合缝，完全不用担心会意外脱落。另外 Fuelband 还拥有一定的防水性能，抵抗水溅和汗液虽不成问题，但要注意它并非完全防水，所以在游泳或洗澡时，最好还是将其摘下。

　　同时，它的外观设计与市面上的其他同类型的手环产品相比更加精致而富有科技感。手环的 USB 数据更新接口非常巧妙地设置在这里，充电也是通过这个接口。整个手环只有一个按钮，蓝牙配对、各种数据显示都靠这一个按钮就能完成。

　　Nike+FullBand 的设计符合人体工程学，佩戴舒适，全天候适用。它利用加速度测量技术，通过感应手腕的动作传导不同的活动信息，并显示在 LED 点阵显示屏上，满足人们对于智能手表的多种功能需求。

产品的功能主要有：

（1）Nike+FuelBand 腕带拥有测量和记录日常生活中运动量的功能，以此来激励和启发人们生活得更有活力。它利用加速度测量技术，内置传感器通过感应手腕的动作传导不同的活动信息，并展示在 LED 点阵显示屏上。Nike+FuelBand 可测量四种数据：时间、卡路里、步数和 NikeFuel。根据官方的解释，NikeFuel 是有别于一般的根据性别和体型不同而发生差异的卡路里计算方式，它为我们提供了一种标准化的计量单位，即不论你高低胖瘦，相同的运动总是会获得相同的分数。这样使得运动主体随时随地获得 NikeFuel 能量计数值，提升运动积极性，同时使数据量化，更加有效地管理用户健康。

（2）Nike+FuelBand 运动腕带还可以将运动数据上传到 Path 应用上。用户每天可以为自己今天应完成的运动量设定一个目标，Path 会实时显示数据，包括用户目前的运动量和目标运动量的差距，以及已经发生的活动为用户带来的运动量情况。这些数据会被用户在 Path 上的好友看到。好友的监督和鼓励会帮助用户提升运动的积极性。同时，这也为好友间的对话提供了谈资，从长远看增进了彼此的友谊，这也是 Path 的初衷。另外值得一提的是，Nike+FuelBand 是通过 20 个 LED 彩灯来进行记录的。随着用户接近他们的目标，显示灯也会从红到绿。这种色彩提示可以给用户一种视觉刺激，十分有效地提高用户的完成量。FuelBand 内置的 USB 接口还可以与 Nike+网站相同步，或通过蓝牙与一体的 iPhone 应用同步，从而记录并跟踪每一天的活动和进展。目标百分百达成后，应用程序界面还会给予用户相应的鼓励，这无疑可以激发用户的积极性。

智能穿戴健身设备的市场前景非常广阔。第二代 Nike+FuelBand 的推出，预示着智能穿戴设备的发展又进入了一个新阶段。而在未来的几年内，智能腕带、智能眼镜、智能手表等智能穿戴设备无疑将成为各大科技公司重点发展的一个新领域。

Nike+FuelBand2 和上一代产品的外形非常相似，不过在功能方面有了不少改进。新增的 FitbitFlex 功能，是一个活动跟踪器，支持蓝牙 4.0，可与 iPhone 通信并传输 FuelBand 数据到其他 APP，它还具有整合心跳检测功能。

3.2.2.2 咕咚手环：运动健康系统

咕咚手环（图 3-5）是首款基于百度云开发的便携式智能穿戴设备，它支持运动提醒。用户可将该手环穿戴在手腕上，24h 监测每天的活动量及睡眠情况，并能根据使用者睡眠的深浅状态，在应该叫醒的时间段通过震动来唤醒处于浅眠状态的佩戴者。此款手环还与百度云结合，用户可以把运动手环记录的数据实时汇总到百度云端，随时查看记录。

咕咚手环采用全新的材质和传输方式，这决定了咕咚手环无任何辐射，佩戴无任何顾虑。其外观设计轻巧、简洁，符合当代大学生的审美观。它划时代的独特设计使用户能够方便地佩戴在手腕上，随时监测自己的活动和睡眠状态。而惊人的超薄设计，也可以使用户在佩戴时几乎可以忽略它的存在，24h 佩戴而不需要取下。运动手环设计的款式一定程度上受限于佩戴式设备的制作工艺，在现有的技术和工艺条件下，这样的设计耐用性最好、实现度最高。据说该手环最初采用的是闭环设计，仿造手镯外形，但工艺上无法实现，因此改成了现在的挖槽形状，可以调试，有一定弹性，方便佩戴。

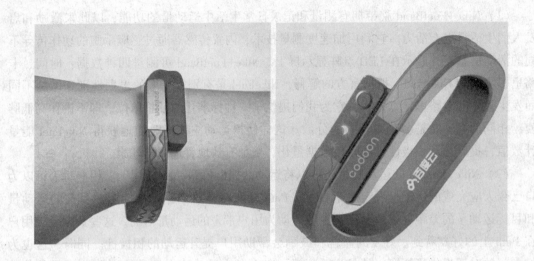

图 3-5　咕咚手环

　　在产品功能方面，咕咚手环不仅可以检测佩戴者 24h 活动量并记录里程与步数，还可以运用设定好的公式精确计算出用户消耗与摄入的卡路里，当用户将手环切换到睡眠功能，它会在用户睡眠过程中监测其睡眠时间，深睡、浅睡时间及睡眠质量。

　　咕咚智能手环是一款定位在生活健康领域的日常穿戴式设备，能监控用户的日常运动和睡眠情况，并通过无线技术和手机 APP "咕咚运动+" 相连接，用户可以通过 "咕咚运动+" 上传、分享自己的运动睡眠数据，咕咚网会提供一些分析、指导的服务，这样可以建立个人与相关医疗机构的双向连接。同时，用户还可以在咕咚网上进行数据承载、展示，并且可以在社交网络上进行分享、PK 等，以此来激发用户的使用积极性。

　　同时，咕咚智能手环和百度云存储结合以实现数据的平台化，用户可以把智能手环所记录的运动、睡眠等相关数据通过 "咕咚运动+" 实时汇总到百度云端，随时记录和查看。

　　咕咚手环采用的是 "硬件+软件+服务" 的运动健康系统，具备市场竞争力。它已经不单单是一个硬件产品，而是基于 "硬件+软件+服务" 模式，既有传统的消费电子概念，又拥有互联网概念。因此，符合用户行为习惯的本体化 APP 应用和互联网服务就显得非常重要了，这也是智能手环在本身性能、性价比之外，另一个具有竞争力的方面。"硬件+软件+服务" 这种模式的优势在于综合了消费电子和互联网的优势。

　　对于穿戴式设备来说，未来与 "云" 结合是大势所趋。而穿戴式设备是传统硬件、新交互技术（语言、手势识别、眼球识别、骨传导等技术）与云应用服务的结合体。咕咚网与百度的 "咕咚手环" 合作，百度主要提供云的存储服务，咕咚网则通过自己独有的算法，为用户提供分析、指导等服务。目前，咕咚网已有多款硬件产品及其相对应的 APP 软件，如智能手环和 "咕咚运动+"、智能心率带和 "咕咚运动+"、蓝牙健康秤和 "摇摇减重" 等，分别偏向运动管理和体重管理。

3.2.2.3　健康追踪腕带（Fitbit Force）

Fitbit Force（图 3-6）是一款由个人健康追踪服务商 Fitbit 发布的个人健康追踪腕带，材质主要选用橡胶，触感比较柔软，不会对皮肤造成磨损刺激；其整体重量轻，并具备防水功能。它既能充当计步器，还能记录睡眠状态，收集的数据包括行走的步数、行走的距离、燃烧的卡路里、活跃的时长、睡眠时长，以及睡眠质量等。同时，Fitbit Force 也配备了相应的 APP，将记录的数据通过无线技术传送至手机 APP 中供用户查看。

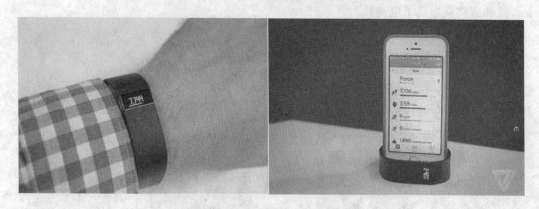

图 3-6　Fitbit Force 外观及 APP 应用

　　上述的三款智能手环是智能式的穿戴设备。通过手环，用户可以记录日常生活中的锻炼、睡眠和饮食等实时数据，并将这些数据与 iOS 或者 Android 设备同步，起到通过数据指导健康生活的作用。如果将这些数据整合分析，还可以得出使用者群体现阶段的健康水平状况，对使用者群体的健康管理和相关电子档案的建立起到参考性的指导。另外，除了这些偏向使用者日常数据采集的智能手环，还有一些产品可收集单一的生理信息。如 Nymi 心电识别手环（图 3-7）主要嵌入了心电识别（ECG）、动态和距离传感器，心电识别传感器通过读取脉搏识别唯一的用户。Nymi 智能手环的功能特征，实际上就是典型的物联网整合概念，通过云计算完成不同设备的整合。这种智能程度远非对传统设备的触控化、智能化改造能够达到。

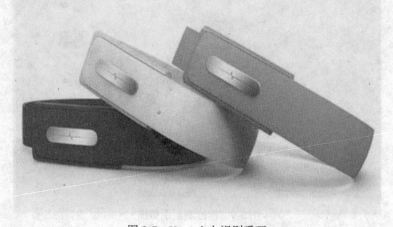

图 3-7　Nymi 心电识别手环

3. 2. 2. 4　Solgo 血压智能手表

Solgo 血压智能手表（图 3-8）采用了 MT2511 生物感应芯片，它最大的特点是在可穿戴设备上实现医疗级血压测量及心电图测量。在心率方面，如今光电容积脉搏波（PPG）传感器已经是十分成熟的技术，只是在造型设计上需要多考虑"人体工程学"的应用，控制好手表和手腕的吻合度。重要的是，通过光电容积脉搏波（PPG）传感器，可以得到心率数据和 PPG 曲线。测量心电图需要电流环路，体检测量心电图时，各种线连在身上，线和人体就形成了电流环。

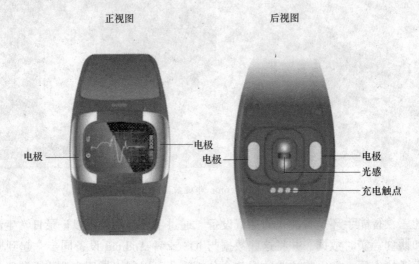

图 3-8　Solgo 血压智能手表

Solgo 血压智能手表的底部和表面分别安装有电极，底部电极与手腕接触，表面的电极和另一只手的二指接触（图 3-9），就形成了心电图测量的电流环路（图 3-10），从而可测量心电图 ECG 曲线。

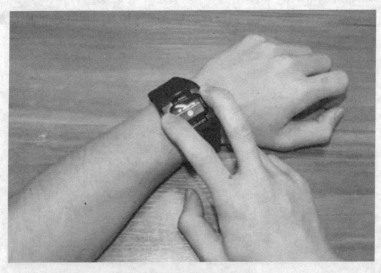

图 3-9　标准测量手势图

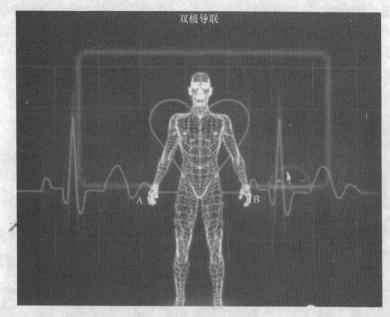

图 3-10 双级导联示意图

心率、光电容积脉搏波 PPG、心电图 ECG 为血压的计算奠定了坚实的基础。计算的方法叫做 PWTT 算法（图 3-11），即利用心电图和脉搏波测量血压的方法。

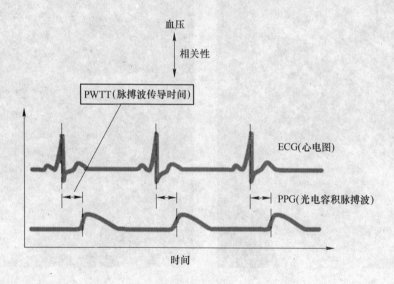

图 3-11 PWTT 算法示意图

研究表明，脉搏波传递的速度与血压是直接相关的：血压高时，脉搏波传递快，反之则慢。而脉搏波传导时间（PWTT）可以通过心电信号 ECG 与脉搏波信号 PPG 获得，再加上常规的一些身体参数（如身高、体重）可得出脉搏波传递速度，进而计算出血压值。还有一点需要强调的是，肤色也会对光电传感器有很大的影响，针对这一问题，MTK 还专门针对肤色做了适配。

Solgo 健康智能手表血压监测的特点：一是自动检测，同时支持自动上传血压、心率；二是自动检测后，每隔半小时上传数据至亿家联 APP；三是数据可分享。当数据测试后，佩戴者可主动查看心率、血压测试数据，当数据成功上传 APP 后，通过 APP 就可以远程监控佩戴者的心率、血压健康状态（图 3-12）。不管佩戴者在哪里，都能随时获悉监测数据。

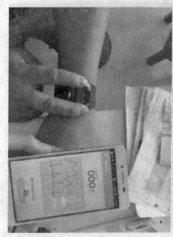
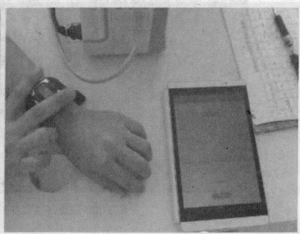
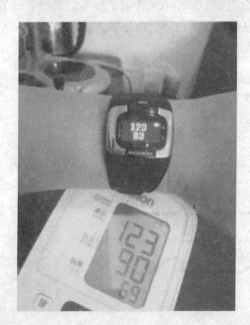
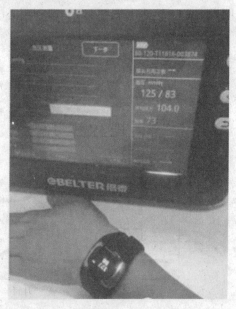

图 3-12　血压智能手表现场测量

3.2.3　脚穿式智能设备

鞋袜是人们日常生活中必不可少的生活用品，目前智能鞋袜发展迅速。智能鞋内置的 GPS 芯片、微控制器、天线等设备将让鞋成为人们出行的导航师；内置的加速器、陀螺仪、压力感应器等设备，可以收集鞋的运动信息。伴随着智能穿戴技术的发展，一双让脚不再臭的袜子也不再是梦想。无论是调节鞋内温度和湿度，还是监测运动姿势和状态，智能袜子都将发挥巨大的作用。

3.2.3.1 谷歌智能鞋：让鞋与手机相连接

该款智能鞋（图3-13）由谷歌和创意设计机构 YesYesNo 及 Studio 5050 合作完成。鞋中内置有加速计、陀螺仪、压力感应器、喇叭和蓝牙芯片，可以收集鞋的运动信息并发出俏皮的语音评论，兼具实用与时尚，适合在大学生群体中推广；同时还可以将评论发送到用户的 Google+ 主页上（当然需要用户的允许）。另外该智能鞋也可以与手机 APP 连接进行设置。

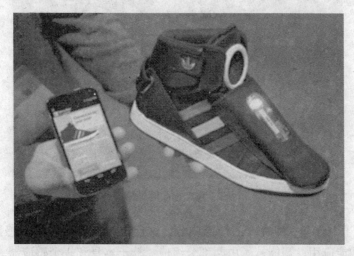

图 3-13　谷歌智能鞋

从图3-13可以发现这款智能鞋实际上是基于阿迪达斯的一款休闲鞋改造而成的。智能鞋对材质及外观并没有严格要求，其重点是鞋内部添加的各种功能性零件，这就决定了鞋的材质及外观设计只要方便零件植入与发挥功效即可。另外，谷歌推出这款智能鞋意在使本来就十分舒适的鞋子更具个性化。当你跑步的时候，脚下的鞋会为你欢呼；当你脚步变得沉重时，脚下的鞋会提醒你休息。

这款智能鞋是谷歌"艺术、复制和代码"项目的重要组成部分。安置于鞋身各个部位的传感器可以收集鞋的运动信息然后通过系统发出俏皮的语音评论，智能鞋同时也可以与手机应用进行连接，绑定用户自己的 Google+ 主页，并实时由鞋通过手机在你的 Google+ 个人页面更新状态，让关注好友随时知道你的运动状态，增强用户的积极性。例如，如果你久坐不动，那么鞋子会告诉你："好无聊的时间，你需要动起来。"

俏皮的外观及模式设计，无疑可以极大地满足当代大学生的审美、好奇的心理。如果谷歌公司将这款概念化的智能产品信息开源化，这就意味着在不久的将来，人人都可以DIY 属于自己的个性化智能鞋，这对于大学生来说，是一个不错的体验。

3.2.3.2 智能健身袜：矫正不正确的运动姿势

不正确或不恰当的身体姿势对身体的损伤主要表现在日常的行为中，对身体的伤害主要表现为对腰部的伤害。据美国"MSN"健康网报道，美国近八成人因为姿势不正确，导致腰部受伤。近年来大学生由于运动姿势不正确而导致运动损伤的报道也是屡见不鲜。

　　下面这款名叫 Sensoria 的智能袜（图 3-14）是以神经系统中的感觉神经系统命名的，由美国科技服饰公司 Heapsylon 开发。该款袜子带有特殊织物传感器，可以与袜子上面的脚镯进行无线蓝牙通信，并将相关数据传输到智能手机当中，手机安装的 Sensoria 应用程序将显示跟踪报告，让人们了解进行的锻炼活动的各项指标。

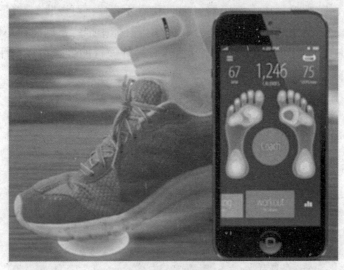

图 3-14　智能健身袜

　　Sensoria 袜子中含有一种特殊的纤维成分，这使得开发者可以将传感器与袜子相连，从而实现各种功能应用。智能袜子由两部分组成，袜子本身和一个感应器。感应器和袜子之间有 5 个触点，可以和袜子上的触点进行接触，通过步幅及落地的压力记录双脚走或跑的状态和消耗的能量。通过对脚底部分的感应，用户可以了解自己运动的强度。这种智能健身袜的核心设计是特殊的织物传感器的运用，通过袜子上面的镯进行无线蓝牙通信，并将相关数据传输到智能手机中，从而实现智能化。

　　这款智能健身袜不但能记录使用者的步伐、路程、跑步时间等信息，还能记录站姿、跑步节奏、平均步幅等更加细致有用的信息。如果用户的跑步姿势不正确，还会收到 APP 的通知，要求用户改善不良姿势。当慢跑者慢慢习惯了在跑步时穿 Sensoria 智能健身袜后，这双袜子就能为慢跑者提供很多专业的数据统计，帮助用户达成他们的跑步目标。无疑这种脚穿式的智能设备有利于用户的健康监督。如果脚部受伤，Sensoria 智能健身袜还可以分析用户受伤的情况，并根据不同恢复阶段相应地改进袜子的分析方法，并检验用户的恢复情况。

3.2.4　其他智能穿戴设备

　　随着智慧医疗观念的普及和智能穿戴设备的发展，不仅是智能手环，其他的智能穿戴设备也给我们的生活带来了变化。如测量心跳的时尚智能戒指——Pulse（图 3-15）。这是一个测量脉搏的戒指，被称为 Pulse，它填补了 Fuelband 遗留下的空白。Pulse 可以用三种颜色来显示你是达到、高于或低于自己设定的目标心跳。如果运动过度，它会用震动的方式加以警告。配套的 iPhone 应用可以显示锻炼细节。

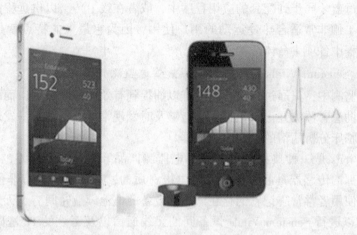

图 3-15 Pulse 戒指及 APP 应用

3.2.4.1 Hexoskin 智能 T 恤

一家名为 Hexoskin 的创业公司，在美国航天局和加拿大航天局的帮助下，开发了一件智能 T 恤（图 3-16）。在白天，Hexoskin 可以测量心率、步数、卡路里消耗和呼吸等数

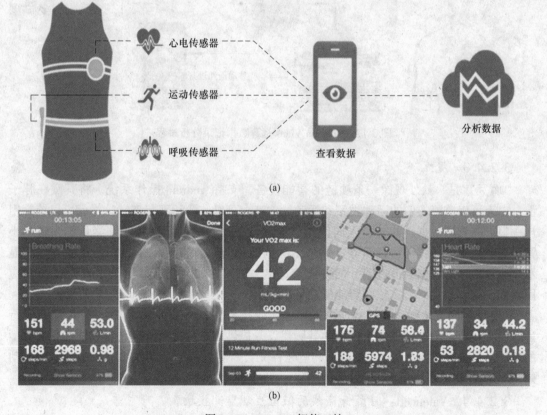

图 3-16 Hexoskin 智能 T 恤

（a）Hexoskin 智能 T 恤远程数据记录分析过程图；（b）APP 应用展示

据；到了晚上，它能追踪睡眠和环境，包括睡觉的姿势，以及心跳和呼吸活动。所有的这些数据可以通过蓝牙同步到配套的应用程序中，或者在线上传，以供远程教练实时查看。

这款智能 T 恤非常适合热爱运动的用户使用，因为它最大的特点就是能够实时追踪用户在运动过程中各项生命体征的变化。

3.2.4.2　Sensium Vitals：典型的可穿戴心电监测产品

在心脏病监测中，只通过一次心电图难以捕捉到有效的诊断数据，而可穿戴设备就可以很方便地帮助患者监测并记录数据。它能够及时发现常规心电图不易发现的心律失常和心肌缺血，是临床分析病情的重要客观依据。

Sensium Vitals 是一种典型的可穿戴心电监测产品。它有一个压缩的一次性传感垫，连接使用者胸部的传感器是心电图预凝胶电极材质的，这种材料具有非侵入性而且很舒适，戴着它的使用者常常忘记它的存在。这款设备的电池续航时间有 5 天，通过固定在墙上的桥接器可以进行 Sensium Vitals 设备间的无线通信以及医院的 IT 基础设施间的通信（图 3-17），还可以将结果通知实时传递到病人手机上。

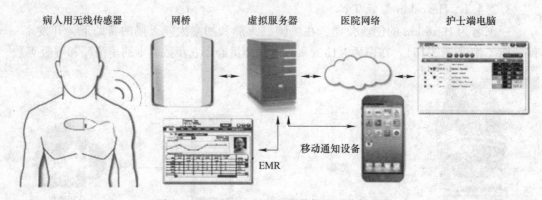

图 3-17　Sensium Vitals 远程数据记录分析过程

3.2.4.3　魔豆

"魔豆"是一款外观像一条项链的智能设备，支持 Android 操作系统。将其戴在脖子上，白天可以监测人们的运动类型和运动量，晚上可以监测睡眠状态，这样就可以统筹用户一整天的健康数据。此外，人们使用与这款设备配套的蓝牙秤，能够测量出大臂、小臂、大腿、小腿、腹部、臀部等身体多个部位的脂肪率，胳膊和腿的数据还能分左右显示。测量出来的数据会通过蓝牙的方式发送出去。其再加上一款专门设计的手机 APP 应用软件，就形成了一套完整的智能医疗系统。

"魔豆"和蓝牙秤测量的数据可以通过无线技术汇总到手机 APP 中，手机 APP 进行计算后，就可以为人们提供个性化的健康建议，提供用户的健康管理，比如增加什么类型的运动、运动量是多少等。"魔豆"和蓝牙秤又会监测人们的运动状态、睡眠状态和运动效果，手机 APP 根据这些监测数据提供下一步个性化的建议。

3.2.4.4　Valencell：可随身穿戴的微型生理监测模块

Valencell 是一款生理监测产品（图 3-18），其包含一个传感器模块、一个数字信号处理（DSP）芯片，以及生物辨识韧体与应用程序编程接口。

　　这种生物传感器包含了一个光学机械传感器模块，其运用了 DSP 技术，先通过传感器感测，然后由数字信号处理（DSP）芯片计算用户的心律、行走速度以及距离、燃烧的卡路里数与血氧信息，而用户只要通过智能型手机便能查询。

　　这样的应用之所以成为创新，是因为取得数据时所采用的技术。Valencell 利用 DSP 技术来侦测用户耳中血管的血流如何调整那些反射回到耳机系统的入射红外线（IR）波。通过分析 IR 波的吸收与扩散，还有从血管反射到耳机系统的剩余 IR 波所带来的杂音，来有效提高收集到的数据质量。

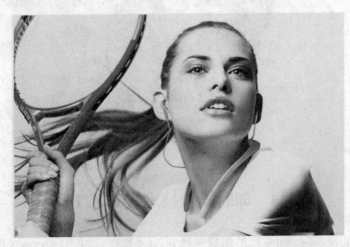

图 3-18　Valencell 外观

3.2.4.5　Imec 可穿戴耳机

　　脑电图（脑电信号）曾经是医疗环境中的主要研究领域，现在已经可以在头部表面以无线的方式撷取信号，而不必进行手术植入电极了。很长一段时间以来，最佳的 EEG 信号效果通常只能经由精心的皮肤准备过程且必须在医疗助手或护士照料下施加特殊凝胶后手动放入电极才能实现。

　　Imec 的可穿戴式脑电图（EEG）耳机和心电图（EKG）贴片（图 3-19）可分别记录人的大脑和心脏活动，心跳率和 3D 加速计的数据都储存在系统里或被传送到智能手机里。录得的数据可以被实时传送到最多 10 英里远的接收器里。此外，这个装置还使用了自适应性滤波器，并利用带通滤波创建高质量的脑电图信号，这中间由于运动伪像导致的任何阻抗和失真都能够被滤除。"运动伪像和阻抗信号之间的相关性非常高，因此我们已经成功地利用阻抗信号减少运动伪像在脑电图信号中的幅度。"Grundlehner 说，"我们使用的是标准蓝牙和低能量无线蓝牙技术，如何将其与非常敏感的脑电图放大器结合在一起就变得非常具有挑战性。"

　　同时这款无线头戴设备的消费应用包括监测情绪松弛状态以及参与专注力训练的游戏。此外，研究人员表示，它还可应用于注意力训练、睡眠训练以及治疗注意力不足过动症（ADHD）。IMEC 表示，"移动 APP 可以根据用户所处环境信息来解读用户的情绪状态，包括议程、地点、与他人的邻近性以及一天中的时间等，以便提供环境对用户情绪的潜在影响反馈，从而创造切合用户意识且可操作的新分析方法。"

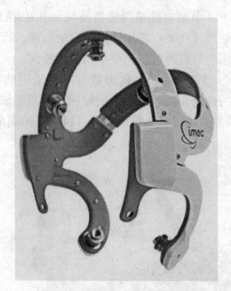

图 3-19　Imec 可穿戴耳机

3.3　即时检验技术（POCT）

　　POCT（point of care testing）的组成包括 point（地点、时间）、care（保健）和 testing（检验）。国外对 POCT 的定义有"就在病人医疗现场对任何医疗措施所需进行的检验""不在中央检验室而在病人身边进行的检验，其结果可改进病人的保健措施""由临床实验室制订的，但不在检验科设施中对病人进行的测定，不需要固定、专用的场所"。该技术将试剂盒手携或运送到病人身边就地进行即刻检验，具有快速、使用简单和节约综合成本的特点。

　　随着中国社会经济的快速发展，慢性非传染性疾病已经成为困扰个人、家庭和社会的主要问题之一。在这样的社会环境下，高校校医院慢性非传染性疾病的管理就成为高校社区卫生服务的工作重点。其中"以患者为中心"的个体化自我管理策略被广泛认为是最经济有效的管理模式之一，其中由医务人员提供自我管理支持的质量和有效性更是患者进行自我管理成败的关键所在。以糖尿病管理为例，加强糖尿病患者的自我行为管理有利于血糖的控制和并发症的防治。因此，POCT 技术在高校中的推广和应用于高校校医院在知识宣传、慢性非传染性疾病管理等方面发挥了巨大的作用，使其优越性得到了充分的体现。

3.3.1　血糖检测

　　在 POCT 产品中，比较常见的是血糖仪。周立红选择了 188 例糖尿病患者，同时采用快速血糖仪和大型生化分析仪进行血糖的测定，结果二者差异不显著，即快速血糖仪所测血糖指标与大型生化分析仪所测指标相近。由于快速血糖仪使用方便，所需血液量少，所以便于在临床上进行推广使用；同时快速血糖仪的操作更加便捷，更能在大众中推广。

3.3.1.1 罗氏卓越型血糖仪

罗氏卓越型血糖仪（Accu-Chek Perfor，图 3-20）的试纸采用独有的"Y"型采血窗口设计，令采血过程快速及容易。它具有自动检测功能，能抵御外来变化不定环境，方便户外测试，确保测试准确无误；同时具有自动温度修正功能和自动湿度检测功能。同时，罗氏卓越型血糖仪体积小巧，方便携带，可以进行 7 天、14 天及 30 天平均值计算，有效跟踪使用者血糖变化趋势。在系统管理血糖数据方面，配合专业软件或专用打印机，可下载数据分析，轻松帮助管理疾病。

罗氏卓越型血糖仪的作用机理是，在辅酶（PQQ）的作用下，血糖试纸中含有的葡萄糖脱氢酶将血样中的葡萄糖转换为葡萄糖酸内酯。另外，在反应中产生一个对人体无害的直流电流，血糖仪检测此电流的强弱，转化为相对应的血糖值读出，显示至血糖仪屏幕上，同时用一个小的交流信号测定标本和环境条件。它不受"氧"的影响，因此试纸不会受到空气中的"氧"的氧化，试纸开封后一般可以用到标明的有效期，而且测量结果也不会受到血氧饱和度的影响。

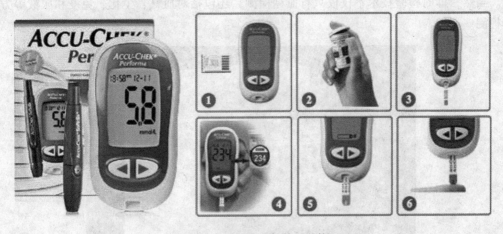

图 3-20 罗氏卓越型血糖仪外观及使用过程

3.3.1.2 三诺安稳+Air 血糖仪

三诺安稳血糖仪（图 3-21）是目前中国市场上使用最广泛的一种血糖仪，近年来随着智能化概念的发展，三诺相继推出了基于蓝牙技术的安稳+Air 血糖仪、基于 GPRS 传输的亲智血糖仪等产品。下面以安稳+Air 为例，对安稳系列血糖仪进行介绍。

三诺安稳+Air 血糖仪是三诺安稳型血糖仪的技术延伸产品，其外观和按键进行了简化设计，将时尚与简便结合，配合环保材质更加符合当代大学生的消费观，有利于普及。同时不仅继承了安稳系列操作简便、测值准确稳定、抗干扰性强的特点并加以改良，还将采血量减少到了 0.6μL，同时结合蓝牙技术，以云平台为中转实现了数据检测、上传及接受的远程服务。另外，值得注意的是三诺安稳+Air 血糖仪试纸参考了新的标准，红细胞积压（HCT）和干扰物质范围更加广泛。该产品男性 HCT 使用范围为 40%～50%，女性为 37%～45%，新生儿为 48%～68%。而一般血糖仪的 HCT 使用范围是 35%～55%，三诺安稳+Air 血糖仪则达到 60% 以上，适合更多人群。

三诺安稳+Air 血糖仪采用电极型血糖仪检测原理。即在检测试纸的电极表面固化有葡萄糖氧化酶（GOD），当血液滴到电极上时，血液中的葡萄糖会在葡萄糖氧化酶（GOD）的作用下发生氧化还原反应。氧化还原反应所产生的电子被导电介质转移给电极，在一定电压（一般为 0.4～0.5V 左右）的作用下，流过电极的电流（微安级）将发生变化，通过检测电流变化与葡萄糖浓度的线性关系可达到检测血糖浓度的目的。葡萄糖氧化酶（GOD）对葡萄糖有高度物异性，不能氧化其他糖类，故可测定血液中葡萄糖真实值。GOD 氧化血液中 β 葡萄糖产生葡萄糖内酯和 H_2O_2，同时释放出电子，具体的反应方程式如下：

$$葡萄糖 \longrightarrow GOD \longrightarrow 葡萄糖内酯 + H_2O_2$$

不同品牌电极型血糖仪，其电路结构大致相同，可以简单地将其理解为一个数字微电流计。试纸酶电极（酶生物传感器）产生微电流，经 I/V 转换为电压信号，再通过放大滤波、A/D 转换，输入单片机计算，结果由液晶板显示。

中国患糖尿病的人数占全世界总人数的 1/3，且具有低龄化的发展趋势，将血糖仪的智能技术同高校校医院结合起来建立有效的数据平台对糖尿病的预防和治疗有着积极意义。当然，即时检验技术不仅仅只有血糖检测，还包括对血气、生化、免疫和尿液等方面的检测。

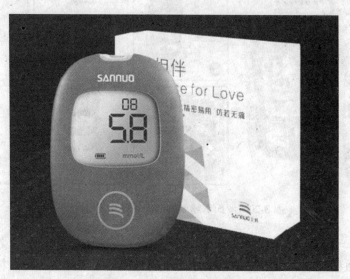

图 3-21　三诺安稳+Air 血糖仪

3.3.2　血气电解质分析仪

血气电解质分析仪是用于血液检测的医疗设备，具有检测快捷、方便、范围广泛等优点。血气电解质分析仪不仅能在几分钟内检测出病人血液中的氧气、二氧化碳等气体的含量和血液酸碱度及相关指标的变化，还能快速反应出血液中钾、钠、钙的含量，可为抢救危重病人时快速、准确的检测提供有力的保障，血气电解质分析仪对于医院十分重要。

普朗公司生产的 PL2000 锐锋电解质分析仪（图 3-22），是国内首创专为中国医疗卫生机构研发生产的血气电解质分析系统，采用了先进的全固态离子选择电极传感器测量技术，样本无需离心，可直接测量全血、血清中的钠、钙、钾、氯离子浓度和 pH 值、二氧化碳，免维护，装卸方便，测量稳定可靠，全中文大屏幕显示，自动屏保，操作方便、简单，是一种自动化程度高、功能齐全、操作简便、准确可靠的临床检验设备，而且用户可根据自己的需求选择电极通道，减少试剂消耗，最大程度节约维护成本。

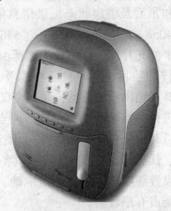

图 3-22 PL2000 血气电解质分析仪

L2000 锐锋血气电解质分析仪以固态电极的特殊电聚合物材料取代电极内充液，避免因内充液消耗、氯化银脱落等原因影响电极寿命，使普朗锐锋系列血气电解质分析仪的使用周期较传统电解质分析仪 6~12 个月的使用寿命延长到了 24~36 个月；同时固态离子的选择也杜绝了检测样本中其他离子干扰，使测量精度更高，重复性更好；同时，不同电极通道的选择和不同规格一体化的试剂包极大节约了使用成本。L2000 锐锋血气电解质分析仪还可以全面满足临床要求的检测菜单，除了包括血气、电解质，还能检测血氧饱和度等。这既能满足临床科室对仪器操作方便性的需求，也能满足中心实验室对低操作成本的要求。

其工作原理是，在管路系统的负压抽吸作用下，样品血液被吸入毛细管中，与毛细管壁上的 pH 参比电极、pH 、PO_2、PCO_2 四只电极接触，电极将测量所得的各项参数转换为各自的电信号，这些电信号经放大、模数转换后送达仪器的微机，经运算处理后显示并打印出测量结果，从而完成整个检测过程。

仪器结构主要由电极系统、管路系统和电路系统三大部分组成。

（1）电极系统。电极测量系统包括 pH 测量电极、PCO_2 测量电极、PO_2 测量电极。1）pH测量电极是一种玻璃电极，由 Ag-AgCl 电极和适量缓冲溶液组成，主要利用膜电位测定溶液中 H 浓度，参比电极为甘汞电极，其作用是为 pH 电极提供参照电势。2）PCO_2 测量电极主要结构是气敏电极，关键在于电极顶端的 CO_2 分子单透性渗透膜，通过测定 pH 的变化值，再通过对数变换得到 PCO_2 数值。3）PO_2 测量电极是基于电解氧的原理，由 Pt-Ag 电极构成，在气体渗透膜选择作用下，外加一定电压，血液内的氧在 Pt 阴极处被还原，同时形成一稳定的电解电流，通过测定该电流变化从而测定血样中的 PO_2。

（2）管路系统。为完成自动定标、自动测量、自动冲洗等功能而设置的关键部分。

（3）电路系统。主要是针对仪器测量信号的放大和模数转换，显示和打印结果。近年来血气分析仪的发展多体现在电路系统的升级，在电脑程序的执行下完成自动化分析过程。

3.3.3　生化分析仪

生化分析仪是用于检测、分析生命化学物质的临床检验科设备（检验科医疗器械），在临床上对疾病的诊断、治疗和预后及健康状态提供信息依据。普朗半自动生化仪 PUS-2018（图 3-23）配有 340nm、405nm、492nm、510nm、546nm、578nm、630nm 七种波长的滤光片，片架一共可装载九个滤光片，工作波长的选择由仪器自动完成，还可自动保存首次检测时的定标参数，做同样的项目检测时只需直接吸入待测样本即可；具有质控功能，能自动储存质控数据，计算和输出质控数据；采用全汉字人机对话操作方式，直观明了，容易学习，易于掌握；可进行终点法、动力学法、两点法、标准曲线法及单/双波长法等多种方法检测；选配计算机和该公司开发的软件，可组成一台生化工作站，能完成综合报告、跟踪报告、统计报告、任意项目的质控工作，具备查询输出功能；同时外置打印机，具有检测、编程、查询、设置等功能，以及测量准确、重复性好、性能稳定的特点。产品经多年市场验证，国内市场占有率较高。

普朗半自动生化仪 PUS-2018 采用分光光度法，通过测定被测物质在特定波长处或一定波长范围内光的吸收度，对该物质进行定性或定量的分析。这里列举几种常见的生化临床检测项目。

（1）谷丙转氨酶（ALT），正常参考值为 0~40U/L，其增高常见于急慢性肝炎、药物性肝损伤、脂肪肝、肝硬化、心梗、胆道疾病等。（2）总蛋白（TP），正常参考值在 55.00~85.00g/L，它的增高常见于高度脱水症（如腹泻、呕吐、休克、高热）及多发性骨髓瘤；降低常见于恶性肿瘤、重症结核、营养及吸收障碍、肝硬化、肾病综合征、烧伤、失血。（3）肌酐（CRE），正常参考值在 36.00~132μmol/L，增高见于严重肾功能不全、各种肾障碍、肢端肥大症等；降低见于肌肉量减少（如营养不良、高龄者）、多尿。

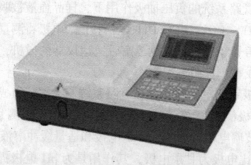

图 3-23　普朗半自动生化仪 PUS-2018

3.3.4　免疫分析仪

免疫诊断（immunodiagnostic）技术是现代临床检验和生命科学研究的重要手段之一，可作为肿瘤、糖尿病、性腺分泌异常、甲状腺功能障碍等疾病有力的诊断工具。传统使用的放射性免疫分析技术由于其手工操作复杂、反应时间长，对环境污染性强而逐步被新兴的化学发光免疫分析技术所取代。生化免疫分析仪是一种集光、电、机于一体的大型检验类医疗设备，在临床检验诊断中最为常用。它将生化免疫分析检验项目的原始手工操作中的加样、加试剂、振荡、检测、结果计算及显示等工序步骤部分或全部实现自动化，从而减少由于人为操作因素影响而造成的误差；同时在进行大量样本检测项目时，减轻操作人员的劳动强度，提高工作效率。全自动化学发光免疫分析仪的研制涉及电子、机械、光学、计算机技术、生物化学等多方面的高科技技术，仪器结构复杂，前期需要巨大的研发费用，目前国内相关产品的研制尚处于起步阶段。

雷度 AQT90 FLEX 快速免疫分析仪（图 3-24）使用时间分辨荧光免疫分析法检测全血或血浆中的 D-二聚体（D-Dimer）浓度，其原理（图 3-25）是将特定试剂包被于检测杯中，将生物素化的单克隆抗 D-二聚体抗体预先固定到检测杯表面，再在捕获抗体上加一个隔离层和示踪抗体（隔离层可以防止捕获抗体和失踪抗体直接接触）。在检测过程中，稀释的样本和检测液被自动加入到含有特定试剂的检测杯中，经 15 min 孵化后，示踪抗体和捕获抗体与样本中的 D-二聚体形成一个复合物；再使用检测液清洗检测杯并烘干，之后使用 TRF 方法直接从检测杯的干燥表面测量用铕（europium）标记的示踪抗体的信号强度，D-二聚体浓度与铕的实测值成正比。使用存储在设备内存中的校准曲线将铕的实测值转化为 D-二聚体浓度。

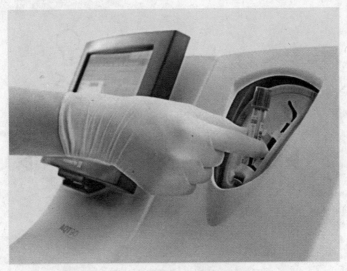

图 3-24　雷度 AQT90 FLEX 快速免疫分析仪

与实验室的大型检验设备相比，AQT90 免疫分析仪具有便携、易用、检测速度快、全程无污染等特点，其 D-二聚体的检测范围是 80~100000μg/L，检测限是 35μg/L。检测过程不涉及管道系统和加样针，不需样本准备，从采集第一个样品到得出第一个检测结果需要 20min，随后每 4min 产出一个结果。由于检测前样品不需要处理，非专业人员经过培训即可使用。

同时，该产品还具备高通量的特点，分析仪随时等候检测，处理通量高达每小时 30个样本，满载状态时可执行多达 240 个检测。可检测全血和血浆，节省了实验室漫长的样本处理时间；同一个样本可执行多达 5 次检测。

该仪器还配备了全面的通信连接方案，可以确保用户随时随地获得检测结果。

以上特点使其可以适用于小型医院的快速检测，高校医院也可利用类似仪器处理更多

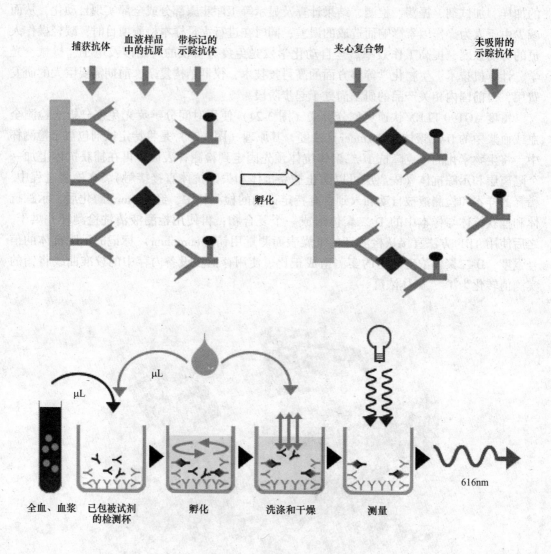

图 3-25　酶联免疫吸附实验原理图

常规检测和突发状况。

3.3.5　尿液分析仪

尿液分析仪是测定尿中某些化学成分的自动化仪器，它是医学实验室尿液自动化检查的重要工具，此种仪器具有操作简单、快速等优点。Mission 尿液分析仪（图 3-26）采用冷光源反射测定原理，试剂带上有数个含各种试剂的试剂垫，各自与尿中相应成分进行独立反应，并显示不同颜色，颜色的深浅与尿液中某种成分成比例关系，试剂带中还有另一个"补偿垫"，作为尿液本底颜色，对有色尿及仪器变化带所产生的误差进行补偿。将吸附有尿液的试剂带放在仪器比色槽内，试剂带上已产生化学反应的各种试剂垫被光源照射，其反射光被球面积分仪接收，球面积分仪的光电管被反射的双波长光（通过滤片的测定光和一束参考光）照射，各波长的选择由检测项目决定。

Mission 尿液分析仪采用触屏设计，小巧便携，拥有 11 项医院常规标准测试，可以兼容 11 联、10 联、8 联、2 联多种试纸条。检测范围包含白蛋白、尿胆原、蛋白质、胆红素、肌酐、葡萄糖等多项检测，范围广泛。另外，可以进行联机操作，兼容医院管理系统。这不仅有利于校医院进行数据整合以及电子档案分析，还有利于建立高校同医院的双向监管机制，全面监管大学生健康状况，其彩屏触屏操作，可以进行中英文人机对话操作，更显人性化。

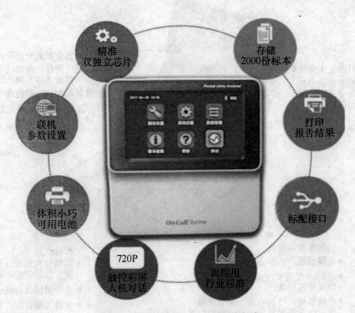

图 3-26　艾康 Mission 尿液分析仪

3.4　智慧型工作站

3.4.1　健康一体机

通常来讲高校校医院面临两大困境：首先是硬件设施上的困境，一些国产品牌仪器和试纸在精度上较低，而一些校医院没有足够的财力来去购买进口产品，整体装备远没有医院成熟；其次是人才，校医院的规模相对较小，医生的数量也很少，缺少"专科"医生。因此，在高校推广健康一体机并结合"互联网+医疗"的体系，不仅可以有效缓解两大困境，还可以有效地建立全面的电子信息档案。

3.4.1.1　迈瑞健康一体机

迈瑞（Mindray）G2 健康一体机（图 3-27），是国产著名医疗器械巨头迈瑞为基层医疗提供的一款仪器，其中涵盖了全科医生工作站、生理参数监护仪、体温测试仪及配件，并可选配血细胞计数仪、自动除颤监护仪、便携式超声等设备，是一款功能强大的健康一体设备，使医护人员能够在基层一线方便高效使用。它支持心电图、心率、呼吸频率、无创血压、体温、血氧饱和度、脉率、尿常规、血糖、血常规等多项健康检查，同时支持互联网区域的信息化平台（图3-28），是一款高集成度、便携易用、专业医疗的健康设备。

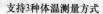
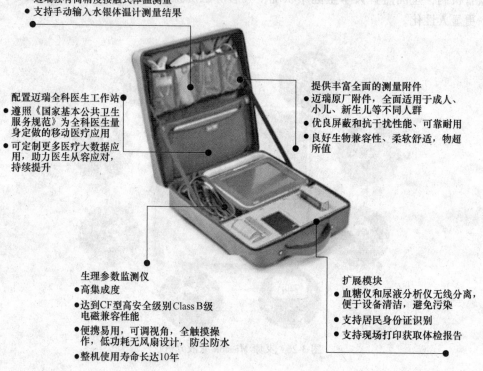

支持3种体温测量方式
- 红外线体温计2秒内非接触获取体温信息，快速安全筛查发热人群
- 迈瑞独有高精度接触式体温测量
- 支持手动输入水银体温计测量结果

配置迈瑞全科医生工作站
- 遵照《国家基本公共卫生服务规范》为全科医生量身定做的移动医疗应用
- 可定制更多医疗大数据应用，助力医生从容应对，持续提升

提供丰富全面的测量附件
- 迈瑞原厂附件，全面适用于成人、小儿、新生儿等不同人群
- 优良屏蔽和抗干扰性能、可靠耐用
- 良好生物兼容性、柔软舒适，物超所值

生理参数监测仪
- 高集成度
- 达到CF型高安全级别Class B级电磁兼容性能
- 便携易用，可调视角，全触摸操作，低功耗无风扇设计，防尘防水
- 整机使用寿命长达10年

扩展模块
- 血糖仪和尿液分析仪无线分离，便于设备清洁，避免污染
- 支持居民身份证识别
- 支持现场打印获取体检报告

图 3-27　迈瑞 G2 健康一体机

互联网+基层医疗整体解决方案

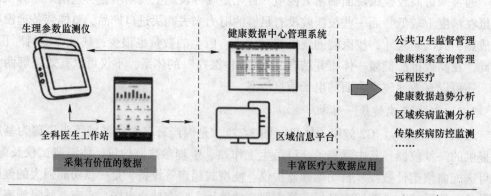

生理参数监测仪

健康数据中心管理系统

公共卫生监督管理
健康档案查询管理
远程医疗
健康数据趋势分析
区域疾病监测分析
传染疾病防控监测
……

全科医生工作站

区域信息平台

采集有价值的数据

丰富医疗大数据应用

图 3-28　迈瑞健康一体机互联网+解决方案

3.4.1.2 安测自助健康监测智能一体机

安测自助健康监测智能一体机（图3-29）可对血压、血糖、心电、血氧、脉搏、体温等体征数据进行采集、检测和上传，并运用"互联网+"、云计算、大数据等信息技术，依托安测健康管理云平台，为各机构提供健康管理信息化的云服务及整体解决方案。检测项目包括身高、体温、体重及BMI、血压、血氧、心率、脉率、脂肪、腰臀比、血糖、尿酸、总胆固醇、人体代谢率、水分含量、12导心电。它外观时尚、操作简单，支持二人同时使用，节省时间，可以即时打印体检报告及健康促进建议，其数据支持有线及无线网络传输并且支持数据对接第三方平台，轻松建立个人健康档案。同时配备有安测AnyCheck健康管理系统（图3-30）。

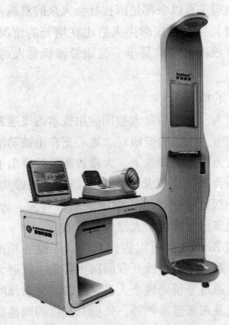

图3-29 安测健康智能一体机

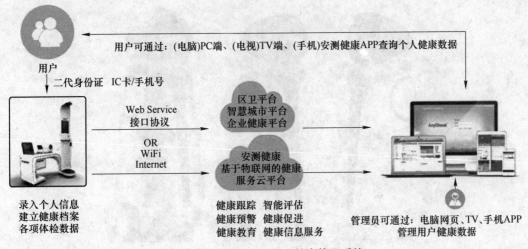

图3-30 安测 AnyCheck 健康管理系统

安测 AnyCheck 健康管理系统是依据病理学、中医养生学、循征医学和预防医学的相关理论设计，通过安测健康一体机等设备进行数据采集，对健康全过程进行监护、管理和干预，为个人、机构提供健康管理信息化的整体解决方案。

其系统可以满足日常无人看护的老年人群、需要时刻监护的慢性病人群、无暇关注个人健康的亚健康人群进行综合健康管理服务的需求，帮助用户了解自己的健康情况及危险因素，引导用户纠正危害健康的行为和改善不良的生活方式；还能帮助健康管理师和健康管理机构定制并实施个性化的健康管理方案，以达到帮助用户改善和促进健康的目的。

3.4.2 健康管家机器人

亚健康、常见病和慢性病一直以来都是困扰社会大众的难题，高校作为一个相对独立的社区，在在校人数逐年增长、亚健康学生人数也在增长的情况下，如何建立科学、及时、良性的互动机制，对高校而言并非易事。健康管家机器人的出现，将其变得简单而实用。

3.4.2.1 大森健康管家机器人

随着医疗改革的逐渐深入、互联网及大数据应用技术的飞速发展，智能医疗正驱动着医疗产业价值链各环节的变革，人们的健康理念重心正在由被动治疗向主动预防转变。在以社会常见慢性病预防需求为中心的理念下，大森智能科技推出了集健康状态检测、未来健康趋势分析、在线咨询、合理化建议及个人健康档案管理等功能为一体的"五维健康管理"平台，以及融合专业医疗检测技术的健康管家机器人，为用户提供科学、全面的个人健康数据管理，以达到多维度管理个人健康的目的。

大森健康管家机器人（图3-31）可以提供血检、尿检等精准医疗检测，查明病因，建议是否需要去看医生或联系家庭医生或互联网医生咨询，以避免自购药物乱用或病情加重等问题；该机器人还可以通过分析处理个人日常健康数据来预测身体健康指数，让用户更直观地了解自身身体状况及未来健康趋势，依据其提供的调整或改善方案进行调养，从而让身体保持在健康状态。除此之外，机器人还可以提供有效的环境监测数据，并以手机APP实现远程协助并进行结果的反馈；同时通过样本数据库分析，提供就医等的建议。

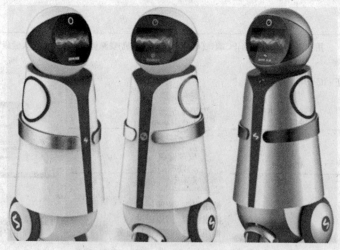

图3-31 大森五维健康管家机器人

3.4.2.2 迈联智慧智能健康管家机器人

迈联智慧智能健康管家机器人（图 3-32）一直秉持"让健康生活触手可及"这一理念。据悉，迈联智慧云平台签约医生的数量巨大，均来自国内医疗领域知名平台。用户可通过线上、线下两种方式，自主选择信任的专家医生为其提供专业医疗服务，极大地节约时间；同时通过机器人小 E，用户还可以与签约医生进行在线视频或语音沟通，任何健康问题足不出户就能及时解决，真正意义上实现拥有私人医生的愿望。

机器人小 E 可以进行自助检测，包含体温、体重、血脂、血压、血糖、血尿酸、血氧饱和度、胆固醇等各项健康指标，所有检测设备均采用经过国家食品药品监督管理总局（CFDA）严格认证的医疗级产品，操作简单，不需要专门的培训。同时通过云平台大数据分析，机器人小 E 可对用户进行智能诊断，诊断结果实时反馈，并将异常情况同步发送至签约医生和家属或是校医院，即时健康预警，从而实现对大学生健康与疾病的监管及预判功能。

机器人小 E 同时还具备智能人脸识别技术。机器人小 E 能够高精度识别人脸，识别准确率高达 99.4%，通过扫脸登录，极大程度上避免了个人健康信息泄露，保护个人隐私。同时还采用了智能语音交互技术。此项技术来自中国语音识别领域的领头羊——科大讯飞，语音识别速度完胜键盘输入，让使用者的双手得到彻底解放。

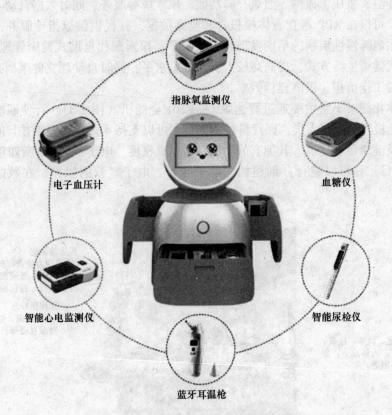

图 3-32 迈联智慧智能健康管家机器人

更加值得关注的是机器人小 E 是带有"温度"的，内存海量的语料库，可以与大学生对答如流，进行实时情感交流，在交流过程中小E就像朋友一样陪伴。其中，包括用药提醒和健康知识普及等辅助功能也十分贴心，"主人，来和我聊天吧"；"主人，你该吃药了"；"主人，您的尿酸偏高，少吃海鲜、啤酒"，陪伴中小E可潜移默化地改善大学生和慢性病患者的生活习惯；同时，机器人小E自带大量的流行歌曲、戏曲视频等娱乐素材，可智能迎合用户喜好，让陪伴更精彩。

如今机器人已经成为日常医疗工作的重要组成部分。伦敦皇家学院泌尿外科医生贾斯廷·韦尔认为，随着机器人的价格越来越低、体形越来越小，它们定会成为常规医疗手段。智能机器人不仅具有获取外部环境信息的各种传感器，而且还具有记忆能力、语言理解能力、图像识别能力、推理判断能力等人工智能，可以实现自助服务，减少人力浪费，这也使得它可以为使用者提供更加准确的数据结果；同时，作为高科技的集合体，机器人相较传统检测设备对大学生群体更具吸引力，可提高大学生参与的积极性。

3.4.3　一体化健康小屋

一体化健康小屋的建设为高校提供了一种智能化、一体化、自助式的健康小屋管理模式。该项目通过信息化、智能化、一体化的技术，促进并建立一个真正的动态健康档案数据信息库；同时通过健康小屋一体化的模式，可以为在校大学生及教职员工提供测量身高、体重、耳温、血压、血糖、血氧、肺功能、尿常规等服务，同时数据自动上传至服务平台并且用户可以在APP端查看体检报告和监测数据，并提供健康指导服务，提高高校肥胖症、糖尿病等慢性疾病的早期发现和管理水平；探索现代自助式健康管理运行机制，逐步形成现代健康生活方式，提高高校人群的健康水平；同时自动建立健康档案，减轻校医院工作者的工作负担，提高建档效率。

徕康一体化健康小屋主要通过智达版LK-V501全能机（图3-33）行使职能。智达版LK-V501全能机外观高档大气，医疗科技感十足，可以支持4人在线使用并且能够及时打印体检报告及健康促进建议。其拥有的功能涵盖了骨密度、电子视力、血脂四项等在内的22种检测项目，还可以进行自助建档、电子问卷、电子宣教的操作。在数据管理方面

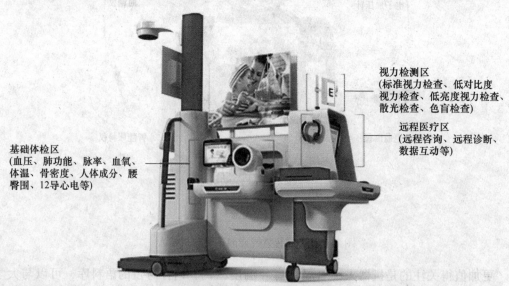

视力检测区
(标准视力检查、低对比度视力检查、低亮度视力检查、散光检查、色盲检查)

远程医疗区
(远程咨询、远程诊断、数据互动等)

基础体检区
(血压、肺功能、脉率、血氧、体温、骨密度、人体成分、腰臀围、12导心电等)

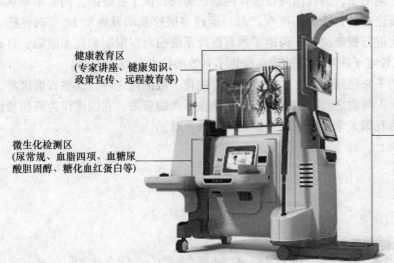

健康教育区
(专家讲座、健康知识、政策宣传、远程教育等)

建档区
(身份证、社保卡、手机号自助建档，健康问卷、中医体质辨识、身高体重BMI等)

微生化检测区
(尿常规、血脂四项、血糖尿酸胆固醇、糖化血红蛋白等)

图 3-33　智达版 LK-V501 全能机

(图 3-34)，徕康一体化健康小屋提供了三种可选方案。从用户自己设计数据平台到使用公司提供的数据管理平台，多方面的选择可有效保护信息安全。

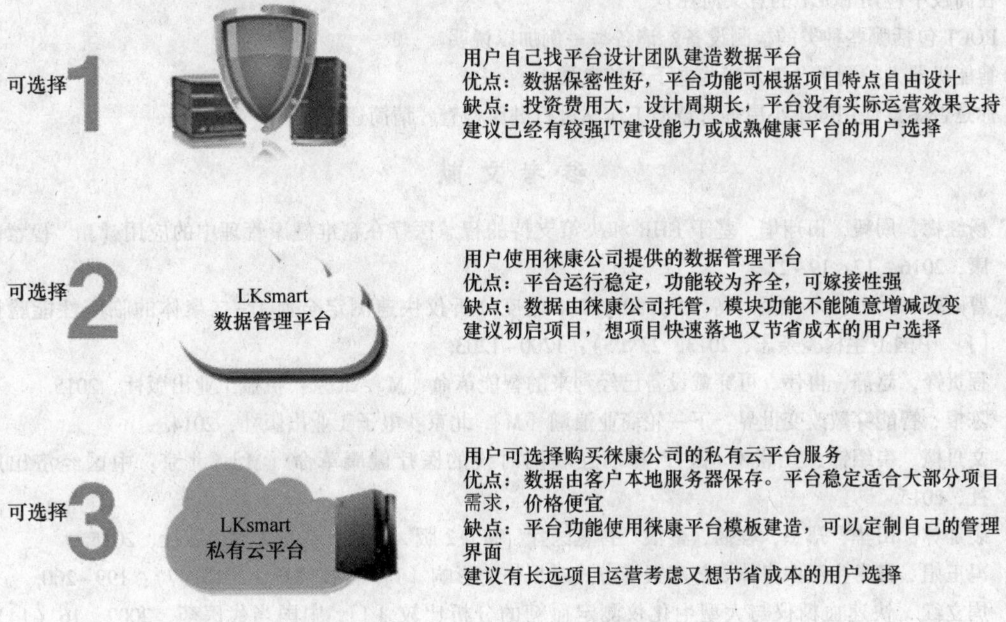

可选择 1
用户自己找平台设计团队建造数据平台
优点：数据保密性好，平台功能可根据项目特点自由设计
缺点：投资费用大，设计周期长，平台没有实际运营效果支持
建议已经有较强IT建设能力或成熟健康平台的用户选择

可选择 2　LKsmart 数据管理平台
用户使用徕康公司提供的数据管理平台
优点：平台运行稳定，功能较为齐全，可嫁接性强
缺点：数据由徕康公司托管，模块功能不能随意增减改变
建议初启项目，想项目快速落地又节省成本的用户选择

可选择 3　LKsmart 私有云平台
用户可选择购买徕康公司的私有云平台服务
优点：数据由客户本地服务器保存。平台稳定适合大部分项目需求，价格便宜
缺点：平台功能使用徕康平台模板建造，可以定制自己的管理界面
建议有长远项目运营考虑又想节省成本的用户选择

图 3-34　徕康一体化健康小屋数据管理模式

3.5　结　语

随着科学技术的发展，以物联网、云计算、大数据、移动互联为代表的新一代信息技

术日渐深入到城市生产生活中，为我国高校医疗问题的解决提供了良好的方向。本章从不同的应用方向介绍市场已有的智能健康医疗产品，通过将医疗基础设施与 IT 基础设施进行融合，并在此基础上进行智能决策，跨越了原有医疗系统的时空限制和技术限制，打破了"信息孤岛"，为高校电子医疗档案的建立提供了有效的技术及数据支持。

智能化医疗设备的未来已经开启，在万事万物智能化、数据化之后，这些智能医疗设备将成为连接人与人、人与物之间的智能钥匙。相信在不久的未来，它们将作为高校校医院的主流医疗产品，为我国大学生健康建设做出巨大的贡献。

思 考 题

3-1 请简单解释以下几个概念的含义：

（1）智慧医疗；（2）智能手环；（3）POCT；（4）血气电解质分析仪；（5）生化分析仪。

3-2 请简述智能设备的特点。

3-3 个人健康与运动信息技术设备在高校中使用的优势何在？

3-4 请结合生活场景，说说身边有哪些常见的可穿戴设备，给我们的生活带来了怎样的便利？

3-5 请阐述智慧医疗和大学生健康管理的关系。

3-6 在高校中应用 POCT 的意义何在？

3-7 POCT 包括哪些种类的检测设备？请各举一例加以说明。

3-8 智能机器人检测平台涉及哪些电子与信息技术？

3-9 你是否愿意使用健康小屋等智慧型工作站进行健康检查？请简述原因。

参 考 文 献

[1] 杨红梅，周毅，田翔华 . 基于 EHR 和决策支持的智慧医疗在精准健康管理中的应用 [J]. 智慧健康，2016，12：19~22.

[2] 曹丽娜，吴卫，寿玮龄，等 . AQT90 FLEX 免疫分析仪快速测定全血 D-二聚体的临床性能验证 [J]. 中国卫生检验杂志，2013，23（5）：1200~1203.

[3] 程贵锋，赵静，冉伟 . 可穿戴设备已经到来的智能革命 [M]. 北京：机械工业出版社，2015.

[4] 陈根 . 智能穿戴改变世界：下一轮商业浪潮 [M]. 北京：电子工业出版社，2014.

[5] 文丹枫，韦绍锋 . 互联网+医疗 移动互联网时代的医疗健康革命 [M]. 北京：中国经济出版社，2015.

[6] 裘加林，田华，郑杰，程韧，秦浪 . 智慧医疗 [M].2 版 . 北京：清华大学出版社，2015.

[7] 冯玉娟 . 日常生活中身体姿势和锻炼方式对损伤的影响 [J]. 科技信息，2013（7）：199~200.

[8] 周立红 . 快速血糖仪与大型生化仪测定血糖的分析比较 [J]. 中国当代医药，2009，16（14）：86~87.

[9] 项高悦，曾智，沈永健 . 我国智慧医疗建设的现状及发展趋势探究 [J]. 中国全科医学，2016，24：2998~3000.

[10] 郭奕彤 . 网络化治理理论视角下大学生健康管理研究——以 A 高校为例 [D]. 沈阳：辽宁大学，2015.

[11] 刘淑敏 . 基于可学习性的智能设备设计研究——以智能血压仪为例 [D]. 北京：北京理工大学，2015.

[12] 郝丽娟. 开启智能手环新生活 [J]. 质量与认证, 2015 (8): 76~78.

[13] 陈园园. 咕咚智能手环, 要做中国的 Jawbone Up [J]. 互联网周刊, 2013, 6 (20): 64~66.

[14] 李青, 马良进. 建立校医院职工电子健康档案的探讨 [J]. 首都医科大学学报 (社会科学版), 2010: 100~104.

[15] 俞晓磊, 于银山, 汪东华. 物联网环境下 RFID 防碰撞及动态测试关键技术研究 [J]. 物联网技术, 2017 (7): 25~29.

[16] 石磊, 耿子平, 孙文桥, 等. 信息化在海上医疗救护中的应用与发展 [J]. 医疗卫生装备, 2011, 32 (12): 84~85, 89.

[17] 胡精超. 家用保健康复器械在我国的发展现状 [J]. 中国民康医学, 2011, 23 (18): 2317~2318.

[18] 许丽娟, 欧阳伟坚, 刘裕, 等. 大数据与智能手环 [J]. 智能城市, 2016: 29~33.

[19] 基于百度云首款穿戴式设备咕咚手环即将亮相 [J]. 电脑编程技巧与维护, 2013 (11): 4.

[20] 李旻旻. 智能手环 开启健康新生活 [J/OL]. 绿色中国, 2014: 74~75.

[21] 郐勇志. 太牛互联唐丽境: 虚拟运营商未来需依赖差异化运营 [EB/OL]. 通信世界, 2016.

[22] 郭芸鑫. 可应用于智能服装的监测心率模块监测位置及评价研究 [D]. 上海: 东华大学, 2016.

[23] 胡善德. 全自动生化免疫分析仪多任务优化调度研究及其软件系统实现 [D]. 广州: 华南理工大学, 2014.

[24] 方丽娟. 某高校社区 POCT 血糖仪质量分析与干预 [J]. 中国社区医师, 2016, 32 (33): 124~125.

[25] 戴小河. 政策松绑 医疗器械技术创新提速 [N]. 中国证券报, 2014-11-14.

[26] 陈晨, 王文. 即时检验在突发公共卫生事件中的应用 [J]. 中国公共卫生管理, 2014, 30 (1): 95~96.

[27] 高珍. 穿出个未来 [J]. 单片机与嵌入式系统应用, 2014 (4): 84~85.

[28] 黄燕尔, 黄建勋, 姚卫武, 等. RA1265 血气分析仪常见故障分析及处理 [J]. 中国药物经济学, 2013 (5): 145~147.

[29] 夏雨佳, 陈康, 董维. 血气分析仪的工作原理及校准方法初探 [J]. 计量与测试技术, 2014: 25~26, 29.

[30] 张建鹏. 全自动化学发光免疫分析仪 [D]. 天津: 天津大学, 2005.

[31] 隋馨. 智能颜色测量技术的研究及在尿液成分检测中的应用 [D]. 长春: 吉林大学, 2010.

[32] 梁壮. 飞利浦中国家用医疗事业部业务流程再造研究 [D]. 北京: 北京交通大学, 2013.

[33] 杨亚丽, 白跃伟, 路立平. 浅谈无线网络血压测量设计 [J]. 科技致富向导, 2012 (8): 111.

[34] 张辉. 居民自助健康监测一体机的人机优化设计 [D]. 昆明: 昆明理工大学, 2014.

电子健康档案的大数据分析技术

很多人还没搞清楚什么是 PC 互联网，移动互联网来了，我们还没搞清楚移动互联网的时候，大数据时代又来了。

——马云

大数据已经逐渐影响了人们的生活方式，大数据技术的发展将使人类文明再一次向前迈进一大步。高校作为社会的重要组成部分，也避免不了大数据时代的冲击。上一章介绍了各种与电子健康档案相关的智慧医疗技术，大量设备的使用会产生大量的健康数据。本章将结合现有的大数据分析技术，阐述如何在高校中有效地建立大学生电子健康档案。

4.1 大学生健康大数据

现代人的生活方式发生了巨大变化，生活更加便捷，生活节奏不断加快，生活压力大大增加，各种慢性病患者数量随之攀升，并明显呈年轻化趋势。学生体质健康监测调研结果显示，我国 19~22 岁大学生的体力、耐力、爆发力等身体素质指标严重下降，更甚者大学生猝死新闻也时有报道。其主要原因在于大学生锻炼意识不足，缺乏科学运动知识，对自身体质健康也缺乏有效的监控管理。教育部、国家体育总局相继下发重要通知，要求切实关注大学生体质健康，各大高校积极响应，加强高校医疗健康建设。但数量庞大的学生所产生的各种医疗健康数据该如何处理，如何让学生能够及时了解自身身体状况，进而合理高效地锻炼身体，强健体魄，这些问题受到了广泛关注。

结合大数据技术建立的电子健康档案可以很好地解决这个问题。大学生作为一个特殊的群体，他们思想开放，乐于接受新生事物，且相对集中化，各个高校所在地区一般也较为发达，校内硬件设施较为完善，且有大量的高精尖技术人员，高校之间的互通也较为方便，有利于电子健康档案建立工作的开展。

4.1.1 高校健康大数据的来源

数据是建设电子健康档案的基础，结合高校实际情况，可从以下几方面获取大学生健康大数据：

（1）对大学生体质健康信息进行整理，包括学生个人信息、体育测试信息、历年体检信息等，将高校原本拥有的传统数据整理归档，逐步实现电子化，规范管理。

（2）妥善管理大学生的医疗信息。以高校医院为中心，利用计算机软硬件技术、网络通信技术等现代化手段，对学校医院、卫生、体育等相关部门及其所属各部门的人流、物流、财流进行综合管理，对学生在医疗健康活动各阶段产生的数据进行采集、储存、处理、提取、传输、汇总，加工生成各种信息。从而为电子健康档案整体运行提供全面、自动化的管理及各种服务。电子健康档案医疗信息库主要包括电子病历库、医学影像库、医院管理库、公共资源库、知识库等。

（3）收集健康监测数据。随着移动设备和移动互联网的飞速发展，便携式生理监测设备逐渐普及，个体健康信息逐渐与互联网相连接，如图4-1所示。健康监测数据来源包括商业公司开发的移动医疗产品，便携式生理监测设备产生的血压、心跳、血糖、心率、体重、心电图、呼吸、睡眠、体育锻炼数据等，这些可穿戴设备便于携带，测量方便，并且与社交网络紧密结合，由此产生的数据量更是不可估量。

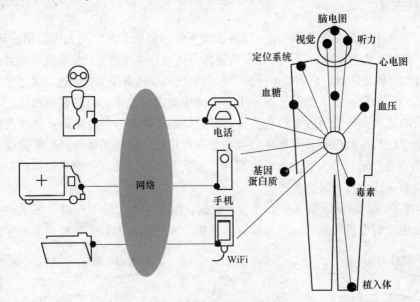

图 4-1　各类传感器产生的人体数据

4.1.2　高校健康大数据的意义

现代科学技术的发展和社会的变革，使得健康医疗行业生态系统吸引着越来越多的利益相关方，各方从其原本的行业定位和利益出发，不断采集和积累大量相关数据。麦肯锡报告显示，医疗保健领域若能充分有效地利用大数据资源，医疗机构和消费者可节省高达4500亿美元的费用。健康医疗大数据蕴含着巨大的价值，是国家重要的基础性战略资源，推动健康大数据发展已经成为国际社会的行动共识。一些发达国家相继制定实施了大数据战略性文件，随着我国《促进大数据发展行动纲要》和《关于促进和规范健康医疗大数据应用发展的指导意见》相继出台，健康大数据已成为人口健康信息化建设的热点，在国内逐步得到广泛重视，同时也取得了很多突破性进展。

健康大数据的应用能够大大提高医护水平，降低医疗成本。对健康大数据进一步分析和挖掘，能够以全新视角获得贯穿健康医护全路径的多方面综合分析，有效满足患者日益增长的医护多元化需求。

高校是社会的重要组成部分，随着数据来源的多元化，信息量呈几何倍数增长，但高校数据的利用并不充分，对数据没有合理地梳理、整合、分析，大学生身体素质问题也日益凸显，因此在高校率先建设高校健康大数据平台具有重要意义。一方面可以推动高校数据研究的进展；另一方面可以大大改善学生体质健康问题，有效控制学生体质下降趋势，并且可为我国的医疗健康大数据平台建设提供丰富经验，积极推进我国医疗健康大数据建设步伐。

4.2 电子健康档案系统

4.2.1 系统搭建

在获取大学生健康大数据后，电子健康档案系统以健康和医疗两大类数据的异构整合、统一存储、高效处理为基础，以深度分析和挖掘为核心，通过能力开放实现数据共享和产业链资源整合的一体化平台。它既是电子健康档案系统的基础支撑平台，也是应用平台。

系统主要包括分布式大数据云服务平台、健康数据采集平台以及客户端。

其中分布式大数据云服务平台包括分布式数据服务器和云计算中心；健康数据采集平台主要收集学生可穿戴设备日常产生的数据及各种体检、体质测试等产生的健康数据；客户端包括学生客户端、学校运动管理机构端、医学和体育运动指导顾问端，客户端通过互联网连接至分布式大数据云服务平台。

如图4-2所示，区域云服务中心分为大数据云服务平台、健康数据采集平台、学生客户端、学校运动管理机构端、医学和体育运动指导顾问端，大数据云服务平台包括云计算

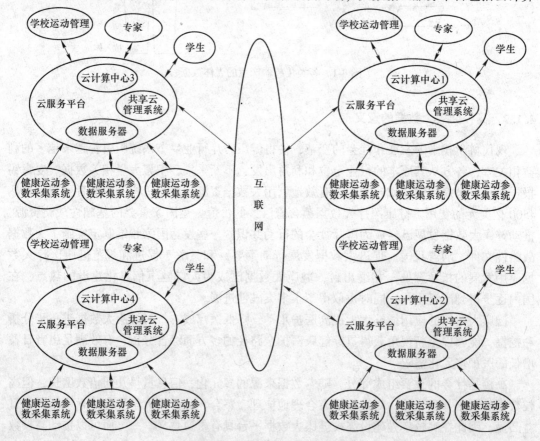

图4-2 云服务平台系统示意图

中心和分布式数据服务器。由区域云服务中心通过互联网可以构建资源共享的云系统，即多个高校的云服务中心实现资源共享。

电子健康档案系统主要包括学生、医学和体育运动顾问、学校管理机构等几类用户，各类用户对系统的需求和使用权限各不相同。云服务平台系统中学校管理机构职责非常重要，兼具管理员的职责，负责日常维护以及每年新生入学时导入学生信息等操作。

4.2.2 系统的基本运行

学生为健康运动的主体，通过客户端登录云服务平台系统，通过系统的健康数据采集功能，佩戴可穿戴健康运动采集装备，在医生帮助下使用校医院的检测设备或使用自助设备，采集生理参数、检测数据和运动数据上传至云服务平台中，学生也可通过客户端访问个人账户，查阅个人健康、运动参数和专家建议。

健康数据采集平台将采集到的数据上传至分布式数据服务器中，通过云计算中心对数据进行分析，如采用基于关联数据分析的体质健康分析技术，以及基于多传感器信息融合的人体体质健康检测技术，通过传感网和视频感知网这两项物联网技术提取出的人体体质健康信息与可视化信息，将人体体质信息传感器与视频传感器等多传感器数据进行融合后，经过分析提供人体体质监控信息服务，依据人工智能算法的专家分析系统自动分析采集的生理、运动数据，进行预诊，自动生成运动建议书，并将这些处理结果储存于分布式服务器中。

具有丰富经验的医学专家、体育运动专家可通过专家端口登录访问，对特殊的、有疑问的个体进行会诊，提供个性化的分析和建议。针对学生的健康干预，以"疾病的三级预防"为指导原则，针对不同学生的不同情况，制定针对性的干预措施，以防止疾病发生；提供个性化健康运动建议，并进行健康运动的实时预警分析。

学校可通过管理端，运用系统的分析技术，及时掌握学生的健康状态、体育运动情况，有针对性地开展体育教学、医疗宣传等，切实提高运动的有效性、医疗的针对性。同时将学校的体检结果通过该端口输入大数据云平台，丰富学生的生理数据。

4.3 大数据分析技术

4.3.1 数据采集

数据采集是大数据挖掘与分析的基础，有效的数据采集与预处理对大数据挖掘研究有十分重要的意义。

正如前文介绍，可穿戴设备在健康医疗领域已经表现出巨大的应用前景，从简单的运动腕带、计步器，到智能手表、智能衣物，乃至集成的微型生理监测模块以及与手机APP协作的小型智能医疗系统，产品种类越来越多。人们正逐渐实现"量化自我"。而这些越来越精准化的生理数据测量将对人们的健康提供更大的保障。图4-3展示了几款常见的可穿戴设备。

有效的数据整合是大数据分析的前提。云服务平台系统通过采集学生健康运动数据用于分析，结合多样的可穿戴设备，学生向系统提供较完备的健康运动数据。同时，高校需将学生体检数据、日常体育检测数据、日常的病例信息一同纳入电子健康档案，最大程度上实现信息数据化。

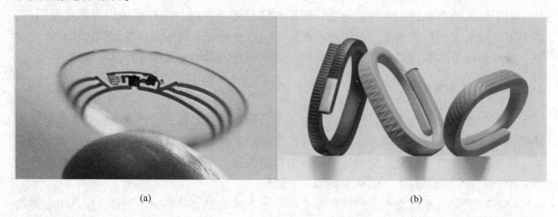

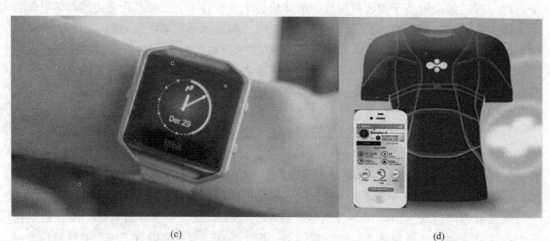

图 4-3　几款常见的可穿戴设备

（a）可监测血糖的智能隐形眼镜；（b）健康手环；（c）智能手表；（d）智能 T 恤

4.3.2　数据预处理

数据预处理技术通常是指 ETL（extraction，transformation，loading），即数据抽取、转换与装载。

4.3.2.1　数据抽取

数据抽取负责将各个数据源中的数据提取出来，主要包括全量抽取和增量抽取。全量抽取类似于数据迁移或数据复制，是指将数据源中的数据从数据库中原样抽取出来；而增量抽取是指抽取自上次抽取以来数据库中新增或者修改的数据。目前增量抽取应用更为广泛。增量抽取过程中如何定位、获取变化的数据是其实现的关键。对于获取增量数据，一般有两点要求：第一是准确性，能够将业务系统变化的数据按照一定的频率准确地捕获；第二是性能，捕获变化数据的过程，尽量减少对业务系统造成太大的压力，不能影响业务系统的正常运行。

4.3.2.2 数据转换

从数据源抽取的数据不一定完全满足目标数据库的需求，如数据格式不一致、数据输入错误、数据不完整等，因此需要对抽取的数据进行转换。

数据转换过程需满足如下条件：不论是单数据源还是多数据源，都要检测并且除去数据中所有明显的错误和格式不一致的数据；尽可能地减少人工干预和用户的编程工作量，而且要容易扩展到其他数据源；要有相应的描述语言来指定数据转换操作，所有这些操作应该在一个统一的框架下完成。

数据转换一般包括数据过滤、数据替换、字段映射、数据清洗、数据计算、数据验证、数据加解密、数据合并、数据拆分等步骤。

4.3.2.3 数据装载

作为 ETL 流程的最后一步，装载流程负责将转换后的数据装载到最终目标数据库中。数据装载采用的技术方法由数据操作类型和数据体量来决定，一般可以通过 SQL 语句的方式，也可以采用批量装载的方式。装载步骤中的关键组件是代理键管道（surrogate key pipeline），代理键管道主要用于将加载完成的数据表内的自然键替换成代理键。在代理管道内，维度表的主键与外键仍然得到保留；但是为了提升系统性能，在完成加载以后，一些约束条件将被去除而仅保留自然键。

目前，ETL 工具中典型的代表产品有 Informatica 的 Power Cent、Ascential 的 Datastage、Oracle 的 OWB、Microsoft SQL Server 2000 的 DTS、Microsoft SQL Server 2005 的 SSIS 服务等。这些 ETL 工具在数据储存前使用，可以大大提高数据的质量、准确性等。

4.3.3 数据分类

为了简化大数据类型的复杂性，按照目前业界比较认可的分类方式，可以按照数据结构、处理数据所需时间跨度和数据产生的来源对大数据进行分类。

4.3.3.1 按照数据结构分类

按其数据结构可划分为两大类：一类能够用数据或统一的结构加以表示，称之为结构化数据，如数字、符号；另一类无法用数字或统一的结构表示，其字段长度可变，如文本、图像、声音、各类报表、网页等，称之为非结构数据。结构化数据属于非结构化数据，是非结构化数据的特例。

A 结构化数据

结构化数据的特点是任何一列数据不可以再细分，并且任何一列数据都具有相同的数据类型。结构化数据类型是一种用户定义的数据类型，它包含了一系列的属性，每一个属性都有一个数据类型。属性是专门用来帮助描述类型实例的特性。

B 非结构化数据

非结构化数据的数据结构不规则或不完整，没有预定的数据模型。非结构化数据库是指字段其长度可变，并且每个字段的记录又可以由重复或不可重复的子字段构成的数据库，用它不仅可以处理结构化数据（数字、符号等信息），而且更适合处理非结构化数据（全文文本、图像、声音、影视、超媒体等信息）。

和普通文本相比，半结构化数据具有一定结构性，是介于完全结构化数据（如关系型数据库、面向对象数据库中的数据）和完全无结构化数据（如声音、图像文件等）之间的数据。半结构化数据虽然也是结构化的数据，但是其结构变化很大。因为要了解数据的细节，所以不能将数据简单地组织成一个文件按照非结构化数据处理；又由于其结构变化很大，也不能够简单地建立一个表和它对应。通常，要完整地保存这些信息并不容易，因为人们不会希望系统中的表结构在系统运行期间变更。

无结构化数据是指那些非纯文本类型的数据，这类数据没有固定的标准格式，无法直接解析出其相应的价值。常见的无结构化数据有网页、文本文档、声音、图像和视频等。这类数据源不容易收集和管理，甚至是无法直接查询和分析，因此对这类数据需要使用不同的处理方式。

4.3.3.2　按照处理所需时间跨度分类

按照处理所需时间跨度，大数据可分为三类：实时数据，包括财务流，复杂事件处理、入侵检测、欺诈检测与实时业务相关的数据；近实时数据，如与广告投送等业务相关的近实时数据；批处理数据，如生物信息学、地理数据以及多种类型的历史数据。

4.3.3.3　按照数据产生的来源分类

按照数据产生的来源，健康医疗大数据可分为临床大数据、健康大数据、生物大数据和经营大数据四类，如表4-1所示。

表4-1　健康医疗大数据按数据来源分类表

类别	描　述	数据来源
临床大数据	电子病历数据EMR，医学影像数据，患者终生就医、住院、用药记录，标准化临床路径数据等	医院、医疗机构、第三方医学诊断中心、药企、药店
健康大数据	电子健康方案EMR，检测个人体征数据、个人偏好数据、康复医疗数据、健康知识数据等	医疗机构、检测机构
生物大数据	不同组学的数据，如基因组学、转录组学、蛋白组学、代谢组学等	医院、第三方检测机构
经营大数据	成本运算数据，医药、耗材、器械采购与管理数据，不同病种治疗成本与报销、药物研发数据，消费者购买行为数据，产品流通数据，第三方支付数据等	医院、医疗机构、社保中心、商业保险机构、药企、药店、物流配送公司、第三方支付机构

4.3.4　数据储存

大学生健康数据量十分巨大，不同类型数据文件的格式、形态以及大小差别很大，分别基于结构化、非结构化和半结构化方式设计，这就要求在实际存储和传输管理上，对不同类型的数据提供不同的传输带宽和储存保障，由此给数据的储存、查询和处理都带来了相当大的复杂性。

对大数据的分析离不开海量的数据基础。针对健康医疗大数据设计了统一储存模型，在异构数据完成整合后，以学生为中心，围绕着大学生健康档案，按照统一的格式和规范，实现数据的统一存储，从根本上提高数据孤岛之间的数据共享能力，终结健康医疗数据的碎片化。海量数据统一存储模型支持对数据的增加、修改、查询和删除等操作，并保证高度的可靠性和一致性。此外，由于 EMR 和 PACS 这类系统中的用户量和数据量的飞速增长，在数据的存储规模达到一定程度时，如何实现系统的存储容量自动增长和负载平衡也是一个非常关键的问题。对于上述各类数据中的重要数据，实现数据的安全、可靠存储，甚至是 7×24 h 的数据存储和访问也是一个较大的技术挑战。传统的技术手段无法实现大规模数据的统一存储，而利用 HBase 和 HDFS 这类分布式系统则可对 PB 级、十亿行百万列的大规模数据进行高效的存储和管理，因此，基于 HBase 和 HDFS 可以实现健康医疗大数据的在线访问和离线存储。

以下将从 HDFS 分布式文件系统、HBase 数据库以及云储存技术三个方面介绍大数据的储存技术。

4.3.4.1 HDFS 分布式文件系统

HDFS 是 Hadoop 框架的分布式并行文件系统，是分布式计算的存储技术。它用于将单个群集扩展到数百甚至数千，负责数据的分布式存储及数据的管理，并能提供高吞吐量的数据访问。

HDFS 具有以下主要特征：对于整个集群有单一的命名空间；文件会被分割成多个文件块，每个文件块被分配存储到数据节点上，而且根据配置会有复制的文件来保证数据安全性；运行在 HDFS 之上的应用一般拥有大量数据，一个 HDFS 文件通常大小在 GB 到 TB 之间，因此，HDFS 能很好地支持大容量文件；数据具有一致性，适合一次写入多次读取模型，客户端成功创建文件之后，可以看到文件的存在；HDFS 可轻易在不同平台间移植；基于 java 编写，可广泛运行在多种软硬件平台上等等。

HDFS 的体系框架是 Master/Slave 结构，一个典型的 HDFS 通常由单个 NameNode 和多个 DataNode 组成。NameNode 是一个中心服务器，用来维护文件系统树以及整棵树内的文件目录，负责整个数据集群的管理、文件系统命名空间的操作，如打开、关闭、重命名文件或目录，它负责维护文件路径到数据块的映射，数据块到 DataNode 的映射，以及监控 DataNode 的系统和维护数据块副本的个数。集群中的 DataNode 一般是一个节点部署一个，负责管理它所在节点上的存储。HDFS 显示了文件系统的命名空间，用户能够以文件的形式在上面存储数据。从内部看，一个文件其实被分成一个或多个数据块，这些块存储在一组 DataNode 上。DataNode 负责处理文件系统客户端的读写请求。在 NameNode 的统一调度下进行数据块的创建、删除和复制。

文件在 HDFS 中的存储结构如图 4-4 所示。

HDFS 针对的使用场景是数据读写，具有"一次写，多次读"的特征，而数据"写"操作是顺序写，也就是在文件创建时的写入或者在现有文件之后的添加操作。HDFS 保证一个文件在一个时刻只被一个调用者执行写操作，但可以被多个调用者执行读操作。

HDFS 采用"块"作为其管理的文件存储单元。HDFS 的"块"通常为 64MB 或者 128MB。HDFS 中的一块数据位于一个节点上，而一个大型文件可能存储在多个块的单元中，一个文件所在块可以位于不同的节点。

HDFS 工作原理如图 4-5 所示。

4.3.4.2 HBase 数据库

大数据通常采用分布式存储，非关系型分布式数据库（NoSQL）是分布式存储的主要技术，NoSQL 是 Not Only SQL 的缩写，它不一定遵循传统数据库的一些基本要求，相比传统数据库，称它为分布式数据库管理系统更为合适，数据存储被简化并且更加灵活。它的主要特点为：易扩展，灵活的数据模型，高可用性，大数据量，高性能等。以下重点介绍基于列存储 NoSQL 数据库的 HBase。

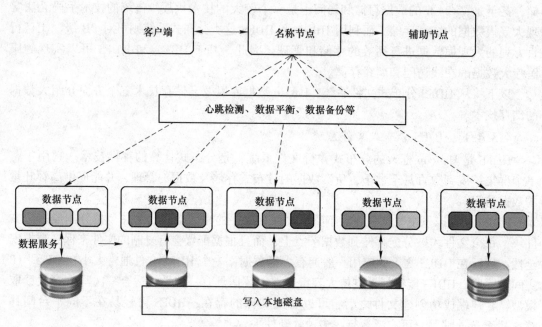

图 4-4　文件在 HDFS 中的存储结构

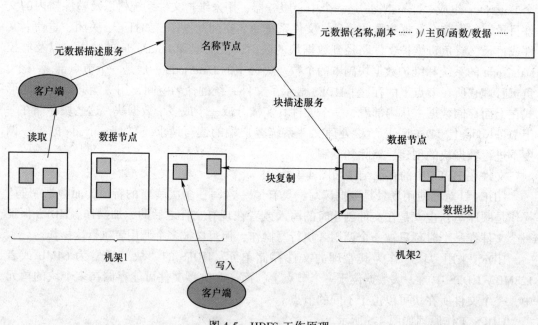

图 4-5　HDFS 工作原理

HBase 是一个分布式、可伸缩的 NoSQL 数据库，它构建在 Hadoop 基础设施之上，依托于 Hadoop 的迅猛发展，HBase 在大数据领域的应用越来越广泛，成为目前 NoSQL（非关系型数据库）中表现最耀眼的产品之一。HBase 是基于 Hadoop 的开源数据库，它以 Google 的 BigTable 为原型，设计并实现了具有高可靠性、高性能、列存储、可伸缩、实时读写的数据库系统，用于存储粗粒度的结构化数据。

HBase 介于 NoSQL 与 RDBMS 之间，只通过主键和主键的 range 来检索数据，仅支持单行事务（可通过 Hive 支持来实现多表 join 等复杂操作），主要用来存储非结构化和半结构化的松散数据。作为一个较大的系统软件，HBase 由众多程序模块组成，他们分别实现 HBase 复杂而繁多的功能。HBase 基本架构如图 4-6 所示。

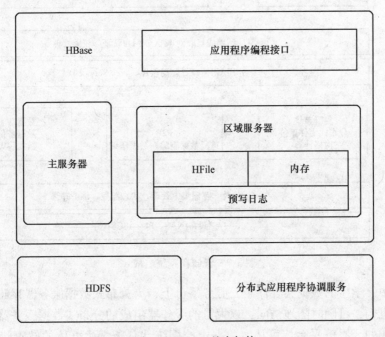

图 4-6 HBase 基本架构

HBase 不同于以前的关系数据库，它是按照 BigTable 来开发的，是一个基于列模式的映射数据库，它只能表示很简单的键-数据的映射关系，大大简化了传统的关系数据库。

4.3.4.3 云储存技术

云储存是由云计算概念延伸并衍生发展而来的一个新概念。云计算是并行处理、分布式处理以及网格计算的发展，其借由网络把巨大的计算处理程序自动拆分为无数个相对较小的子程序，然后通过多部服务器所形成的庞大系统经运算分析之后，再把得到的处理结果传回给用户。与云计算的概念相类似，云储存是凭借分布式文件系统、集群应用、网络技术等功能，通过应用软件将网络中大量不同类型的存储设备结合起来协同作用，实现对外共同提供数据存储以及业务访问功能的一个系统。这样既可保证数据的安全性，也可节约存储空间。

云储存是一种新型存储系统，它的产生是为了便于处理高速增长的数据。传统服务器很难处理十分庞大的数据，因此，需要在云端设计和部署新型分布式数据库，从而实现海量数据存储及各类数据的统一保存，快速扩展新的数据类型；支持多种数据类型的管理，实现数据的容灾和备份；针对不同部门的不同角色实现多级权限管理和服务管理。

　　云储存不仅是一个硬件，更是一个由多个部分组成的复杂系统，其中包含存储设备、网络设备、应用软件、接入网、公用访问接口、服务器、客户端程序等。存储设备是各个部分的核心，对外提供的数据存储以及业务访问服务是通过应用软件完成的。云储存系统由4层组成：存储层、基础管理层、应用接口层、访问层，如图4-7所示。

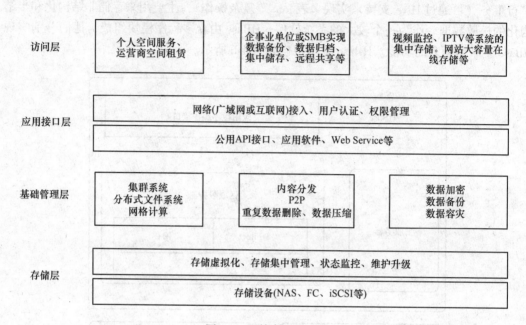

访问层
- 个人空间服务、运营商空间租赁
- 企事业单位或SMB实现数据备份、数据归档、集中储存、远程共享等
- 视频监控、IPTV等系统的集中存储。网站大容量在线存储等

应用接口层
- 网络(广域网或互联网)接入、用户认证、权限管理
- 公用API接口、应用软件、Web Service等

基础管理层
- 集群系统 分布式文件系统 网格计算
- 内容分发 P2P 重复数据删除、数据压缩
- 数据加密 数据备份 数据容灾

存储层
- 存储虚拟化、存储集中管理、状态监控、维护升级
- 存储设备(NAS、FC、iSCSI等)

图 4-7　云储存系统组成

　　本系统中，学生的数据会存储于云服务平台上，为分布式数据服务器存储，不再保留在学校某个机构，可随时随地访问；以大量的服务器组成的分布式数据服务器和大数据云计算中心组成的云服务平台，可从大数据中挖掘统计分析学生群体的健康状况、体质状况、运动状况，可以大范围比较，准确获取大学生群体的体质数据，为科学开展体育运动提供建议。

4.3.5　数据处理

　　大学生健康大数据分析的目的是从海量多元异构数据中挖掘、发现知识和获取对所关注问题的新见解和解决方案，以实现数据资产的巨大潜在价值，给学生、学校及其他利益相关方都带来好处。

　　为了支撑复杂多样的应用场景，需要对复杂的结构化与非结构化数据进行及时处理。只有拥有高效的分布式并行数据处理才能进行大数据分析，因此实现对这些数据的高效分布式并行处理非常关键。

　　常见的数据处理需求有 ETL 操作、大规模数据的实时排名、数据校验、异常分析、数据统计和数据迁移。这些大数据处理通常包含三种模式：离线批处理、流式实时处理和内存计算。基于 MapReduce 编程模型和 Hive、Pig 等大数据处理工具，可以有效地进行离线批处理操作；Storm 能提供高性能的流式实时处理支持；Spark 内存计算新技术能够满足小数据集上处理复杂迭代的数据处理场景下的计算需求。

图 4-8 所示给出了典型的大数据处理技术架构，其底层是 Hadoop 分布式文件系统和 NoSQL 存储，提供异构数据的海量储存与简单读写处理，而对更深层次的知识和规律的获取，则依赖于利用数据挖掘、机器学习的一系列复杂的数据处理手段和智能分析算法。这些大多是建立在当前常用的 Mahout、Spark、Storm 等高性能并行计算框架上。

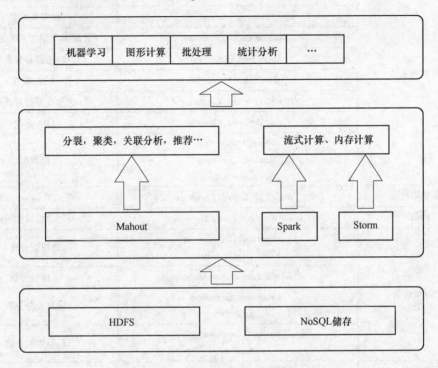

图 4-8 分布式大数据处理技术架构

Mahout 项目是在 Hadoop 之上构建可扩展的机器学习算法库。显然，基于 Hadoop 的实现，可将很多以前运行的算法转化为 MapReduce 模式，大大提升算法可处理的数据量和处理性能。Mahout 目前已经提供了多类可扩展的机器学习领域经典算法，包括聚类、分类、推荐过滤、频繁子项挖掘等，能够帮助开发人员更加方便快捷地创建智能应用程序。此外，通过使用 Apache Hadoop 库，Mahout 可以有效地扩展到云中。表 4-2 列出了常见的机器学习算法集合。

表 4-2 **Mahout 算法库中常见机器学习算法实现**

算法类	算法名	中文名
	Logistic Regression	逻辑回归
	Bayesian	贝叶斯
	Support Vector Machines	支持向量机
分类算法	Perceptron and Winnow	感知器算法
	Neural Network	神经网络
	Random Forests	随机森林
	Restricted Boltzmann Machines	有限玻耳兹曼机

算法类	算法名	中文名
聚类算法	Canopy Clustering	Canopy 聚类
	K-Means Clustering	K 均值算法
	Fuzzy K-Means	模糊 K 均值
	Expectation Maximization	EM 聚类（期望最大化聚类）
	Mean Shift Clustering	均值漂移聚类
	Hierarchical Clustering	层次聚类
	Dirichlet Process Clustering	狄里克雷过程聚类
	Latent Dirichlet Allocation	LDA 聚类
	Spectral Clustering Minhash Clustering Top Down Clustering	谱聚类
关联规则挖掘	Parallel FP Growth Algorithm	并行 FP Growth 算法
回归	Locally Weighted Linear Regression	局部加权线性回归
降维/维约简	Stochastic Singular Value Decomposition	奇异值分解
	Principal Components Analysis	主成分分析
	Independent Component Analysis	独立成分分析
	Gaussian Discriminative Analysis	高斯判别分析
进化算法	并行化了 Watchmaker 框架	
向量相似度计算	RowSimilarityJob	计算列间相似度
	VectorDistanceJob	计算向量间距离
非 Map-Reduce 算法	Hidden Markov Models	隐马尔科夫模型
集合方法扩展	Collocations	扩展了 java 的 Collections 类

4.3.6 数据的分析与挖掘

随着数据量的快速增长，传统的数据分析工具和技术已无法满足海量信息处理的需求，将传统的统计分析方法与处理大量数据的复杂算法结合起来，进而探索和分析新的数据类型以及用新方法分析海量数据。

数据分析与挖掘中常用的方法有关联分析、聚类分析、分类与回归等。

4.3.6.1 关联分析

关联分析主要用于发现隐藏在大型数据集中的有意义的联系，所发现的联系可以用关联规则或频繁项集的形式表示。关联分析的主要任务是从事务集中找出数据之间的强关联关系。这些关系表现形式有两种：频繁项集和关联规则。关联规则是人们最终需要的输出，但是很难直接从数据集中得到。因此，首先需要从数据集中找出频繁项集，可以运用 Apripri 算法和 FP Growth 算法寻找频繁项集，然后将频繁项集转化为关联规则。

4.3.6.2 聚类分析

聚类分析是数据挖掘、模式识别等研究中的一个非常重要的内容，在识别数据的内在结构方面具有极其重要的作用。聚类分析旨在发现紧密相关的观测值群组，通常使用的方法有划分方法、层次方法、基于模型的方法、基于密度的方法、基于网格的方法和双聚类方法等。

对经过清洗后的数据进行有效的数据聚类分析有助于提升数据价值。它能够分析事物的内在特点和规律，根据相似性原则进行分组，找到数据之间的相互关系，从而建立具有密切联系的档案有机整体；进而利用基于临床知识库、机器学习的智能分析，借助云平台的大数据处理能力，进行分析与挖掘，建立疾病筛查和疾病预测模型，进行自动报警、及时诊断等服务。于个体了解每位大学生的身体状况，跟踪预测健康变化；于整体发现疾病发展趋势，统计大学生体质健康状况。相对于分散、孤立的传统数据分析平台，健康大数据智能分析，涉及多方面技术，围绕用户实现各种数据统一储存，基于学生整体做到全方位分析统计，真正从大数据中获取洞察力。

4.3.6.3 分类与回归

分类与回归本质上是两种不同的预测方法。分类主要预测离散的目标变量，输出离散值；而回归用于预测连续的目标变量，输出有序值或连续值。分类问题实际上是要建立一个从输入数据到分类标签的映射。回归分析是确定两种或两种以上变量间相互依赖的定量关系的统计分析方法。

健康医疗大数据分析和挖掘是大数据价值变现的关键环节。基于健康和医疗专业知识，构建复杂的算法和模型，针对特定的分析场景，利用可插拔的方式为每种分析场景实现相应的大数据分析服务引擎，结合综合管理、公共卫生、交换共享和其他卫生主题等业务需求，通过采集不同医疗机构业务系统数据，对各项医疗业务进行分析等，并通过各种图表形象、直观地表达出来，能够有效地反映医疗管理机构或服务机构的整体运营、管理等情况；同时有利于管理层正确分析并做出有效决策，强化医卫管理，优化资源配置，控制不合理因素，最终实现基于大数据分析和挖掘技术的业务支撑、决策支持、科研辅助和管理支持等数据应用。

4.3.7 数据管理

大学生电子健康档案的建立需要吸收各种数据，既包括学生运动产生的即时运动数据，也包括学校健康检查和各种文件的数据以及历次体育考核、个人信息等。采集到的数据起初是零乱、复杂的，而对于量级巨大且庞杂的数据，可构建基于大数据生命周期的管理模型。大数据生命周期（data lifecycle）是指数据从创建使用到消亡全过程。为了更好把握大数据在整个生命周期中的变化，必须理清数据、信息、文件、档案之间的相互关系，如图 4-9 所示。数据处在最底层，信息是提供决策的有效数据，文件是由机构或个人在社会实践过程中所产生或接收的记录信息，处于最顶层的档案则是具有保存价值的文件。数据转化为档案，必须从海量的数据中挖掘有价值的信息，其体现了大数据 4V（volume、velocity、variety 和 value）中最重要的 value，即价值性。

大数据生命周期管理如图 4-10 所示，需要不断优化策略、方法、流程、工具，对繁芜丛杂的结构化、半结构化、非结构化数据"提纯"、整合，通过关联和聚类处理，使之

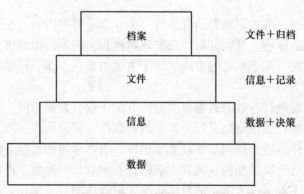

图 4-9　数据、信息、文件与档案关系

成为具有价值的信息集合。对初始数据进行技术上的清理，去粗取精，使数据在一致性、正确性、完整性和最小性四个指标上达到最优。

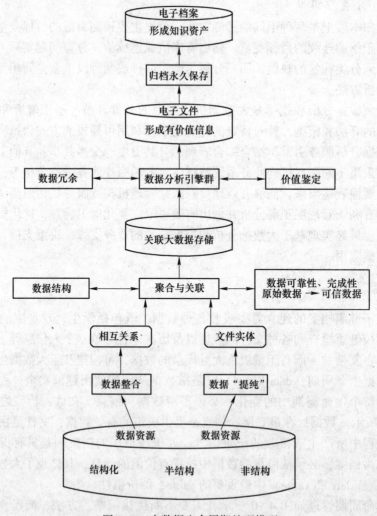

图 4-10　大数据生命周期处理模型

4.3.8　数据安全和隐私保护

健康医疗服务模式不可避免地要求在不同信息系统之间进行各种健康、医疗、管理、运营数据的共享和交换，打造合作共赢的医疗生态系统，许多部门都要参与合作，因此数据安全与用户隐私保护问题必须优先考虑。档案工作人员必须对电子档案及其管理系统做好日常安全防护工作。需配备专业人员对档案管理系统进行管理与维护，防止病毒或黑客侵入。在大数据的存储、传输环节对数据进行各种加密处理，是解决信息泄露的主要措施。

在传统的安全防护体系中，"防火墙"起着至关重要的作用。然而在云计算时代，公有云是为多租户服务的，很多不同用户的应用都运行在同一个云数据中心内，这就打破了传统安全体系中的内外之分。对于企业和用户而言，不仅要防范来自数据中心外部的攻击，还要防范云服务的提供商，以及潜藏在云数据中心内部的其他别有用心的客户。

针对数据安全威胁，必须建立综合性云计算安全防护框架，消除用户所承担的风险，明确义务，避免漏洞，实现完整高效的安全防护措施。业界知名的防护框架有美国国家技术标准局（NIST）防护框架、CSA 防护框架等。

大数据安全与隐私保护的关键技术主要有以下几种：

（1）数据发布匿名保护技术。对于大数据中的机构化数据而言，数据发布匿名保护是实现其隐私保护的核心关键技术与基本手段，但目前仍处于不断发展与完善阶段。在大数据场景中，攻击者可以从多种渠道获得数据，而不仅仅是同一发布源。此类问题有待更深入的研究。

（2）数据水印技术。数据水印是指将标识信息在不影响原载体使用价值的情况下，以难以觉察的方式嵌入数据载体内部且不影响其使用的方法，多见于版权保护，也有部分针对数据库和文本文件的水印方案。

（3）数据溯源技术。该技术在大数据概念形成之前便被广泛采纳，帮助使用者确定数据的来源。数据的来源多样化，有必要记录数据的来源，及其传播、计算过程，为数据的挖掘与决策提供辅助支持。数据溯源在实践过程中演化为 why-和 where-两种形式，分别侧重数据计算方法和数据的出处。未来数据溯源技术将在信息安全领域发挥重要作用。早在 2009 年，美国的《国家网络空间安全》报告中，就将其列为未来确保国家关键基础设施安全的三项关键技术之一。

（4）云资源访问控制。云计算环境中，经常需要在不同的安全域内跨域访问，需要在域边界设置认证服务，在进行资源共享和保护时必须对共享资源制定一个公共的、双方都认同的访问控制策略，因此，需要支持策略的合成。

4.4　结　语

我们已不可逆转地进入大数据时代，正面临前所未有的机遇与挑战，我们应主动收集、保护数据并利用大数据技术分析挖掘其潜在价值。电子健康档案是大数据背景下的优良产物，极大提高了人们的健康之旅与生活价值。而大学生电子健康档案的建立具有巨大的积极意义，为全民电子健康档案的建设提供了很好的参考价值，为电子健康档案的推广提供了绝佳经验。相信这必是一项利国利民的工程。

思 考 题

4-1 高校健康大数据的主要来源有哪些？

4-2 请简述高校健康大数据的意义。

4-3 高校电子健康档案系统的用户端有哪几类？

4-4 ETL 指的是什么？

4-5 请列出 HDFS 的三个特征。

4-6 数据的分析与挖掘意义是什么？常用方法有哪些？

4-7 试阐述数据、信息、文件与档案的关系。

4-8 为什么要对数据进行隐私保护？大数据安全与隐私保护的关键技术主要有哪些？

参 考 文 献

[1] 卢朝霞．健康医疗大数据 理论与实践［M］，北京：电子工业出版社，2017.

[2] 陈少龙．基于 Hadoop 的煤矿设备数据规范化和清洗的研究［D］．西安：西安科技大学，2017.

[3] 许利群．移动健康和智慧医疗 互联网+下的健康医疗产业革命［M］．北京：人民邮电出版社，2016.

[4] 刘宁，陈敏．医疗健康大数据应用主题及相关数据来源研究［J］．中国数字医学，2016，11（8）：6～9.

[5] 王雪娟，杨阳，闫桂莲．浅谈大数据时代下承德高校电子档案管理存在的问题和对策［J］．承德医学院学报，2016，33（6）：537～539.

[6] 刘宁，陈敏．医疗健康大数据应用主题及相关数据来源研究［J］．中国数字医学，2016，11（8）：6～9.

[7] 庄彦，未培．基于云数据库的大学生健康档案管理系统的设计与实现［J］．辽宁科技学院学报，2016，18（1）：17～19.

[8] 曾繁勇．小议大数据时代的安全隐私保护［J］．数学技术运用，2016（2）：217.

[9] 罗奇，郑伟涛．一种基于大数据云服务平台的大学生体质健康监测系统：中国，ZL20152080 6073. X［P］．2015.

[10] 王俊艳，张志鹏，姚振杰，等．健康医疗大数据的分析［J］．互联网天地，2015（9）：4～10.

[11] 曹茜茜．基于 Hadoop 的电信大数据分析的设计与实现［D］．西安：西安科技大学，2015.

[12] 石俊峰，周俐霞，樊泽恒，等．大数据时代高校数字档案资源管理研究［J］．现代教育技术，2015（1）：19～24.

[13] 魏小林，叶舟，拓宽前．基于 ETL 技术的医院绩效管理系统设计与实现［J］．中国数字医学，2015，10（11）：12～14.

[14] 颜延，秦兴彬，樊建平，等．医疗健康大数据研究综述［J］．科研信息化技术与应用，2014（6）：3～16.

[15] 宋振伟．用电信息采集系统数据库的云存储设计［D］．济南：山东大学，2014.

[16] 张振，周毅，杜守洪，等．医疗大数据及其面临的机遇与挑战［J］．医学信息学杂志，2014，35（6）：1～8.

[17] 徐述．大数据浅析［J］．科技视界，2014（31）：70，310.

[18] 冯登国, 张敏, 李昊 . 大数据安全与隐私保护 [J]. 计算机学报, 2014, 37 (1): 246~258.

[19] 朱媛媛, 王晓京 . 基于 GE 码的 HDFS 优化方案 [J]. 计算机应用, 2013, 33 (3): 730~733.

[20] 潘峤 . 基于虚拟化技术的 HADOOP 架构全文检索引擎的设计与实现 [D]. 北京: 中国科学院大学, 2013.

[21] 马然 . 高机密性高可用性的云存储系统研究 [D]. 杭州: 浙江大学, 2013.

[22] 李子臣 . 移动互联网时代信息安全新技术展望 [J]. 信息通信技术, 2012 (6): 75~87.

[23] 刘旭, 刘杨涛 . 中小型医院信息系统的设计与实现 [J]. 电脑知识与技术, 2013, 8 (26): 6173~6176.

[24] 李晓恺, 代翔, 李文杰, 等 . 基于纠删码和动态副本策略的 HDFS 改进系统 [J]. 计算机应用, 2012, 32 (8): 2150~2153, 2158.

[25] 叶飞 . 四川职业技术学院学生体质监控系统的设计与实现 [D]. 成都: 电子科技大学, 2011.

5 ◆ 案例分析

2018 年 4 月 11 日国务院总理李克强在上海复旦大学附属华山医院进行考察时对未来医疗技术和服务群众的能力提出了更多要求。近几年来，随着我国医疗信息化建设的不断推进，以及云技术、物联网、移动互联、大数据、共享技术等技术的蓬勃发展，为新一代医疗技术和医疗理念提供了良好的发展机遇和技术保障。在"互联网+"的时代下，新出现的技术和理念也会发生诸多改变，最重要的改变是未来的技术和服务不再仅仅以技术为核心，而是以人为本，以对人的关怀为核心。

中国工程院院士邬贺铨认为"信息技术与医疗技术的结合将促进医疗水平的提升"。我国近年来在全民健康信息平台互联互通和健康医疗大数据试点工作取得了明显成效，随着智慧医疗日益发展，电子健康档案作为基层服务终端和大数据分析交联的重要载体，即将大规模进入每个人生活中。

本书在第 1 章、第 2 章已简单概述了大学生电子健康档案的基本内容，阐明了当代大学生的健康现状，表明建立完善的电子健康档案是刻不容缓的事情。目前，已有不少高校意识到电子健康档案的重要性，正在着力推进高校内智慧医疗的发展。在第 3 章、第 4 章介绍的智慧医疗检测技术、大数据分析技术的基础上，本章以高校、社区为对象，从"智能手环进校园"、"可穿戴设备量化自我"、"信息化开启智慧医疗新体验"、"大数据推动高校医疗改革"、"面向智慧医疗的信息化人才培养"五个方面进行案例分析，进一步说明电子健康档案对人类健康的重要性。

5.1　智能手环进校园

智能手环（Smart bracelet）（图 5-1）是一种穿戴式智能设备。就当前实际情况来说，智能手环主要应用于医疗健康方面，可以为疾病治疗及疾病管理提供极大的帮助，对疾病预防及患者康复也具有十分重要的作用及意义。它就像是健康的监督官，能时刻提醒你关注自己的身体健康状态，督促你要多做运动、合理饮食、注意睡眠。它拥有震动唤醒、睡眠追踪、运动检测、膳食记录等功能。通过膳食记录功能，记录用户的营养情况，提醒用户注意合理调节饮食，学会健康饮食；睡眠追踪能记录睡眠时间和睡眠质量，用户可根据数据分析调整睡眠状况；其最重要的功能非运动监测莫属，它可以记录用户每天运动的时间、运动路程、走路步数和能量消耗等情况，起到通过数据指导健康生活的作用。对于老年人来说，它还是一位保护神。通过内置的 GPS 连接器，它可以随时将身体状况及位置知会相关医院或家人。对于慢性病患者而言，智能手环能很好地完成病情的管理和追踪，检测用户的体征信息，可将其向医院的医疗终端发送，使健康信息实现实时更新，进而对自身健康状况更好地进行了解及管理。对于那些忙碌的学生、白领和有志减肥者，它提供的睡眠、运动、饮食监测正是这些人所需要的。

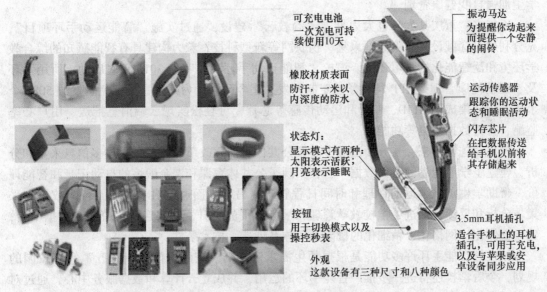

可充电电池
一次充电可持
续使用10天

振动马达
为提醒你动起来
而提供一个安静
的闹铃

橡胶材质表面
防汗，一米以
内深度的防水

运动传感器
跟踪你的运动状
态和睡眠活动

状态灯：
显示模式有两种：
太阳表示活跃；
月亮表示睡眠

闪存芯片
在把数据传送
给手机以前将
其存储起来

按钮
用于切换模式以及
操控秒表

3.5mm耳机插孔
适合手机上的耳机
插孔，可用于充电，
以及与苹果或安
卓设备同步应用

外观
这款设备有三种尺寸和八种颜色

图 5-1　智能穿戴设备和智能手环

5.1.1　智能手环推动体育课教学改革案例

体育教学是各高校教学的关键环节，高校体育教学的顺利高效实施，对于促进学生身体素质的提升和终生体育素养的形成有着十分重要的积极作用。然而，社会的发展和体育锻炼观念的不断更新，对目前很多高校传统的体育教学方式提出了挑战。近些年来，国家对体育事业的重视和各高校积极探索教学改革，使原有的教学框架、教学方法、教学模式、教学内容以及教学评价等多方面出现了变化和创新，在这一改革过程中，体育教学结合目前云计算、人工智能等高新技术的智能穿戴设备的方式最具创新性和可操作性。

伴随着科技的进步、"互联网+"教育的快速发展，可穿戴设备、无线技术在教学中广泛应用。为了促进体育教学的高效性，从而全面提升学生们的身体素质，各大高校尝试将大数据、移动互联网和健康数据管理引入体育课教学中。衡量一堂体育课的好坏和体育课是否能促进学生身体素质的关键就是体育课的练习密度和生理负荷指数这两个指标。然而，在普通的体育课教学中，这两个指标很难进行测量。现下流行的可穿戴设备具备实时监控运动过程中的心率、血压、运动步数等功能，可以对人体的运动情况进行实时反馈。依据电子健康档案的数据，可确定生理负荷适宜的运动强度，然后再通过可穿戴设备——运动手环，对学生进行心率、血压、运动步数的实时监控，进而可以对学生在体育课中每一分钟的运动状况进行实时监控，促进学生积极地投入到运动训练之中，达到最完美的运动状态的目的。下面这个案例对这种新兴的体育教学和评估方式进行了部分探索和实践。

2018年上半期，重庆某高校给3000多名修"大学体育"课程的同学配备了智能手环，同学们带上健康运动手环（图5-2）上课，不采用点名考勤，课后的运动情况也一目了然。在期末考试时，几乎都是现场考试结束后就能知道自己的成绩。老师们打成绩不仅仅根据最后一堂的测试，还会综合平时的锻炼情况、课堂表现、出勤情况等按一定的比例评定。该高校教育学院副院长说："手环的应用不仅推动了体育课的教学改革，还促进了学生加强自我健康管理。"

近年来，重庆某大学也大力推进"渝教云"建设，通过实施"智能运动手环项目"，充分利用可穿戴设备、大数据采集、物联网等新型科技，着力构建具有智能感知的综合教学环境和泛智能化的学习环境。该校"智能运动手环项目"于 2015 年底启动，所用手环及"运动健康管理"APP 均由学校定制开发，迄今已累计为师生、员工免费发放 5086 个手环。手环集成了 RFID、蓝牙和运动传感等芯片，可轻松实现云端消息推送、用户心率监测、行为数据采集等功能。

项目实施两年来，一方面适应了高校公共体育课程改革的需要，通过多信息采集和分析，建立了学生运动健康大数据中心，实现了公共体育课和课余锻炼的自动记录和智能评价，帮助学生加强了运动管理和时间日程管理；另一方面通过对学生校园行为数据的采集、分析和反馈，促进了学校教学管理和服务水平的提升，为构建学生校园大数据平台，建立立体化、网格化、精细化的校园管理体系创造了技术条件。

该校的智能手环许多功能是根据师生需求定制的。按照学校"十三五"智慧校园的规划，今后学校还将进一步推广智能手环的运用，并成立云计算和数据服务中心，通过对手环采集到的师生活动的大数据进行分析，建立立体化、网格化、精细化的校园管理体系。

教师与相关平台互联，建立学生的电子学习档案，更注重对学生学习过程的评价，其中包括问题的发现、独立学习过程中的表现、小组合作学习中的表现、结果表达、成果展示等，从中教师可以发现问题并不断调整和修正教学方案。通过将智能手环与体育教学、学生锻炼情况以及成绩考核结合在一起的新模式，不仅简化了体育课考勤点名的烦琐，也让成绩的评估考核更有依据和保障，使体育教学更加公正和透明。

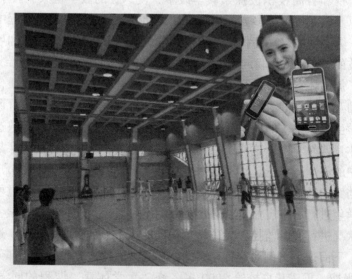

图 5-2　佩戴智能手环上体育课

5.1.2　基于智能手环校园感知系统建设案例

在教育综合改革和"健康中国"的背景下，基于 IOT 和 BLE4.0 技术的发展，融合大数据技术和智慧校园建设，北京市某公司提出了基于智能手环的校园感知系统（图 5-3）解决方案。该方案从学生体育运动、体质健康、选课支撑、教育教学数据流转、校园安全等方面，开发出智能感知云平台、运动测试管理平台、健跑活动管理平台、体质监测管理平台、体育运动专家系统、饮食建议专家系统以及选课支撑建议平台，下面是某校对该系统进行的首次应用。

北京市某学校智能感知系统项目可满足该校校区约 1500 名学生与老师的使用需求，主要实现学生的快速精细考勤、自动中长跑成绩计算和达标测试、日常运动和健跑活动管理等。学生们佩戴的手环是特制的蓝牙手环，里面还包含了传统的一卡通功能并能实现定位功能，上课通过手环便能知晓出勤情况，不必再通过传统点名考勤方式。最重要的是还能通过手环体征传感器采集用户的运动、睡眠、心率等信息，结合学生在体检时获得的身高、体重、血压等体质参数，给出学生体质变化的综合统计报告，教师可以根据这些数据为学生提供相关的健康建议。此功能的亮点在于能够及时跟踪和反映学生的体能体征和运动习惯的变化状况和历史波动情况，教师能够准确和及时地为学生提供健康建议，并且支持第三方系统如专家系统等自动生成和推送健康建议。

该系统通过对人员定位信息的识别和分析，自动生成考勤、签到等统计结果，无论事前事后都可以随时提取和调整。根据对学生活动场景的智能分析和限定，精确识别学生的运动状态、项目和一段时间内的运动频度和强度，使得以往需要安排专门时间进行的学生体质达标测验，可以分散到任意的课内、课外时间，并且不需要专人来计数、计时，教师随时可以获知学生在指定时间和指定达标项目上的运动评价结果，如最优成绩等。实际上该系统具有提供全天候的人员运动分析能力，以多维度的方式收集和展示运动时间和时长、运动强度、周期运动规律和运动量等信息，其在该学校的应用效果良好，有望进一步向其他学校推广使用。

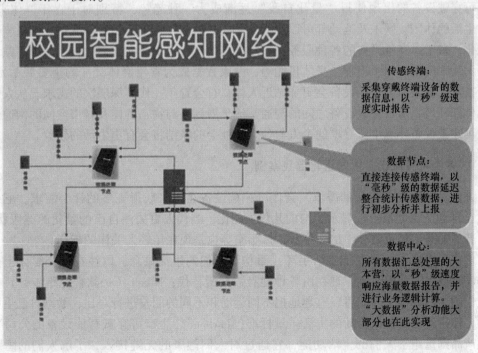

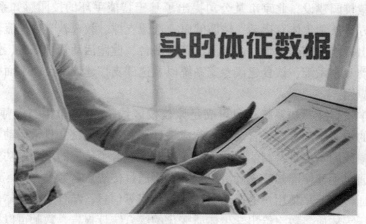

图 5-3　校园感知网络

5.2　可穿戴设备量化自我

可穿戴设备伴随着大数据、物联网、传感器的发展开始大量出现在人们的日常生活中，而这些技术的结合又产生出一个新的概念——"量化自我"，即感知你身边的变化。2017 年，美国《连线》杂志编辑 Gary Wolf 和 Kevin Kelly 最早提出"量化自我"这个概念，是指通过设备和技术手段持续跟踪、采集自己的生理-心理特征数据，形成生活日志（life log），探索身体健康的奥秘。目前，"量化自我"与当下炙手可热、日趋流行的可穿戴设备相结合，同时依托强大的云计算技术和大数据分析等工具，可为评估、考量用户的阅读效率和成绩提供切实可靠的指标。

可穿戴设备的出现使得"量化自我"逐渐成为一种趋势，特别对于青年群体来说，日常生活的休闲、娱乐及运动都可以产生一系列的数据，将生活的常态变得更为系统化和可视化。基于可穿戴设备的各种服务让青年群体的自我展示走向立体化，例如可穿戴设备能展示睡眠质量、跑步里程、身体机能等，健康数据成为青年群体交往的重要展示元素。随着技术的发展，可穿戴设备会更加贴近人体，符合青年一代更深层次的需求。从人体延伸到外部环境，从可穿戴设备之间的沟通交流延展到人与物、群体及城市空间的沟通，青年在可穿戴设备环境中所寻求的个人与他人及社会的联结将会有更生动的景象。

5.2.1　多个可穿戴设备协同量化自我案例

人们对"量化自我"的需求，会让可穿戴设备在未来获得更多的社会需求。尼尔森的《全球健康保健报告》显示，与前几代人相比，当代人更关注自己的量化的健康状况，除了普通的身高体重之外，BMI 指数、体脂率等也是现在年轻人关注的指标。

例如，Fitbit（一款智能生活手环）重构了人们的生活概念，以往在社交媒体上分享的喝咖啡等生活休闲活动，现在由各种健身数据所替代；Nike+（一款智能跑步鞋）重建了人们的生活标准，人们可以有趣地把不同运动和不同的朋友进行对比，激励自己更好地运动，使得运动日益成为新的生活质量标准；Jawbone（生产可穿戴智能设备的公司）标志性产品则重组了人们的生活功能，它通过对人们健康的无缝接入，了解人们的睡眠时间、深浅，以及醒来时间，它可以扫码、拍照，还可以进行数据的可视化，反馈的同时也在管理着自我的生活功能，帮助使用者做出更好更有利的选择。这种量化反馈不仅可对生活进行有效管理，同时也符合人们需要展示和分享的需求，进一步改变着人们交往的形式与内容。

《IEEE Spectrum》杂志网站曾描述了其记者通过多个可穿戴设备尝试自我量化的一个实验：佩戴热量和运动感知臂带监控热量消耗，通过夹在腰带上的计步器记录运动状况，通过佩戴在右臂上的血压袖带测量血压，佩戴感知脑电的头带监测睡眠状况，通过放在浴室地板上的体重计监测体重变化，最后将这些反映个人一般健康和行为状况的原始数据，通过图表的方式清晰地展示出来（图5-4），实现自我量化和感知。

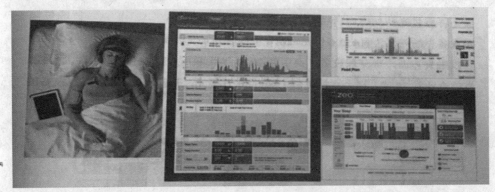

图 5-4　穿戴设备实时监控

5.2.2 "我尚睡眠"检测睡眠质量案例

睡觉时佩戴一款能与手机中 APP 连接的小型可穿戴设备，能详细地记录你的睡眠状况，例如翻身次数、深度睡眠时间、浅睡眠时间以及血压波动和心跳状况等众多与睡眠有关的数据。当你早上要醒来的时候，这个小设备会与手机闹铃结合，在你设定最晚起床时间之前根据你睡眠质量来启动闹铃，这个时间就是你醒来最轻松的时刻，之后，它会根据你昨天晚上的睡眠情况为你列举出早餐的最佳搭配和这一天需要摄入的维生素。这一想法在"我尚健康"这一应用中得到了初步实现。

"我尚健康"（图5-5）是一款 IOS 平台的应用，其可实现对血压、血糖、体重、运动和睡眠等多参数体征数据的采集和趋势展现、异常管理，可提供体征监测计划和用药方案的制定和提醒功能、好友间体征数据分享的社交化功能，以及慢病知识推送、健康问卷、医患互动咨询等专业服务。以下针对"我尚健康"的睡眠模块"我尚睡眠"进行案例分析。

（1）睡眠数据采集。有自我睡眠评测要求或受睡眠问题困扰的人群，根据自身需求或医生推荐的睡眠监测方案，使用"我尚睡眠"应用进行数据采集，在准备入睡前，将睡眠检测设备佩戴至胸口，统一采集心电、体温和加速度数据；同时，开启"我尚睡眠"APP 应用的录音功能，利用智能手机麦克风对睡眠期间卧室环境声信号（包括用户的呼吸声和各种背景及其他噪声等）进行自动采集和处理。早晨起床后，关闭睡眠监测设备及 APP 的录音功能，通过低功耗蓝牙或 USB，将睡眠检测设备采集的数据快速同步至手机进行初始分析和处理，以及上传平台做进一步分析。

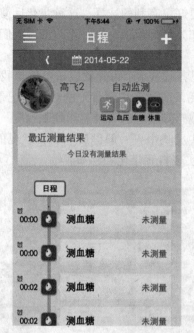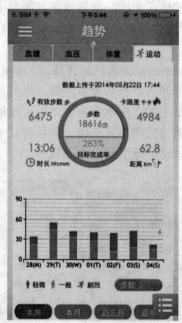

图 5-5　　"我尚健康" APP

（2）声音时间（鼾声）识别和睡眠呼吸暂停监测。"我尚睡眠"应用 APP 设计并实现了高效的智能声音分析算法，基于手机麦克风采集的声音数据，可实现对鼾声轻重、人声、环境声（滴水声、车鸣声、电视声、触碰麦克风声等）的建模和识别，并检测呼吸暂停事件，供用户查看。

（3）睡眠姿态判定和睡眠结构分析。"我尚睡眠"应用 APP 将睡眠监测设备采集的心电、体温、加速度等数据初步处理后上传至平台，平台上应用智能分析算法，可对俯卧、侧卧、平躺等睡眠姿态进行判定，以及对深睡、浅睡、入睡等睡眠过程的结构进行分析，并将上述量化结果提供给用户查看。

（4）睡眠质量和评估和睡眠指导建议。基于用户各项睡眠指标数据，提供总体的睡眠质量评估，以及个性化的提高睡眠质量生活方式指导建议，帮助用户改善睡眠质量。

总而言之，睡眠质量监测分析能在有准确数据的情况下，对睡眠状况进行分析，找出影响睡眠的因素，并给予治疗。可为有睡眠障碍、睡眠呼吸紊乱和睡眠呼吸暂停、低通气综合征等的患者提供更好的检测治疗方案。

5.3　信息化开启智慧医疗新体验

当今科技快速发展，信息技术正以更高效的操作模式改变着传统的业务流程。随着信息技术与现代医学的不断发展，智慧医疗的服务模式应运而生，成为医疗卫生事业发展的最高目标。当前，我国医疗信息化建设处于从临床信息化向区域医疗信息化转变的阶段，智慧医疗建设仍处于发展过程中。

虽然血压计、血糖仪、体脂秤这些设备在家庭中已经很常见，智能手环、智能手表也已经很普遍，但对于年轻健康的学生群体而言，由于很少去医院，真正使用并了解本书第3章所提及的智能设备的人数并不多。当面对这些智能仪器和相应的数据分析平台时，他们往往体现出强烈的好奇心，比如仪器和云平台之间数据是如何传输的，体育老师如何通过云平台找到我等。随着智能设备的推广和电子健康档案等信息化平台的建立，学校不但能够实现对学生健康的有效管理，还能够让学生充分体验智慧医疗的各种特点，从青少年阶段就接受智慧医疗这一新概念并愿意参与到这场医疗改革中来。

高校医院担负着教职工和学生的医疗保健工作，为他们的身心健康保驾护航。高校创建和应用电子健康档案的优势是高校医院的服务对象是一个相对固定的群体，并且文化素质普遍较高。电子健康档案利用校园网络和通信设施，使医务人员与广大教职员工、大学生们能够相互沟通，这一崭新的医疗保健模式定会将全校师生员工的医疗保健水平提高到一个新的高度。

5.3.1 北京某学校电子健康档案建立案例

2014年，北京市政协发布了全市学生体质健康状况调研报告。调查显示，北京市学生的肥胖检出率呈增长趋势，视力不良检出率也居高不下，并且一些常见慢性病已呈现低龄化趋势，如高血压在初中、高中和大学呈现增加趋势，因此让学生们从小关注健康已经成为刻不容缓的事。

为此，北京某学校启动了智慧健康学校项目，学生们从此拥有了电子健康档案。学生们在学校的健康体检室自助开展常规检查（图5-6），学校还专门设置一间教室放置各种健康测量仪，让学生们能够对自己的血压、精神压力、视力、握力等有直观的了解。学校为每个学生都制作了专属于自己的电子健康护照，并建立了学生电子健康档案，学生们通过IC卡不仅可以记录在学校里的营养摄入、生活习惯、运动、常量体检、特殊监测五个维度的健康信息，还可以获得自助监测、数据量化、个性服务、健康管理等方面的帮助和指导信息。IC卡记录了学生们的健康数据，存储了每一次体检的过程，而且这份电子健康档案会跟随学生们一起直到就业。

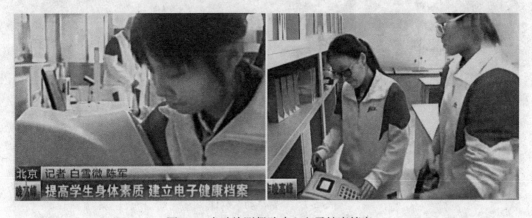

图5-6 自助检测帮助建立电子健康档案

目前，学校计划为学生们开设"健康课"，学生们每个月进行一次健康数据测量，之后开设健康课给学生普及健康知识、分析健康数据。例如，学生们通过测试可以直接得到

BMI 指数，这是目前国际通用的衡量人体胖瘦程度以及是否健康的指标。同时所有学生的健康数据将传送到学校健康管理平台，形成各项指标的横向和纵向分析，通过分析结果可以使学校的心理教师、体育教师、校医等快速得到学生们的健康数据，避免了烦琐又容易出错的原始记录收集工作，使其能更加专注于学生的个性化健康服务，并对需要特殊关注的学生进行长期监测；家长也可以通过登录学校网站，查看孩子的各项健康指标，从而让家长们能够在家里对孩子进行相应的健康管理，形成家校联动的健康管理模式。

5.3.2　青少年健康管理云平台上线案例

全国首个青少年健康管理云平台"常享动"日前在常州市正式上线。这一平台由常州市体育产业集团完成开发，并于 2017 年 9 月 1 日在常州市钟楼区率先上线应用。

这一青少年健康管理云平台由"常享动"青少版 APP、"常享动"青少年健康管理微信公众号以及 web 管理端组成，涵盖了青少年体测体检报告、健康评估、运动指导、健康宣教、健康干预等五个方面。平台将帮助相关部门建立青少年健康常态管理机制，从而为促进青少年健康成长和优势成长奠定基础。

作为首个使用该平台的地区，常州市钟楼区教育、体育和卫生主管部门以及学校将能够动态管理辖区内青少年的体质健康水平，加强健康指导与运动指导；同时，相关部门和学校还能在这一平台上发布最新的文化建设、素质教育、重要活动等方面的资讯。

目前，常州市钟楼区所有学生家长可通过百度、360 搜索或从应用宝、Apple Store 下载安装"常享动"青少版 APP（图 5-7），并关注"常享动"青少年健康管理微信公众号。注册后，家长不仅可以查看孩子在校的体检、体测报告，获取运动、健康和睡眠建议，还能实时录入孩子的运动结果，随时关注孩子的体质和体能变化，陪伴孩子健康成长。

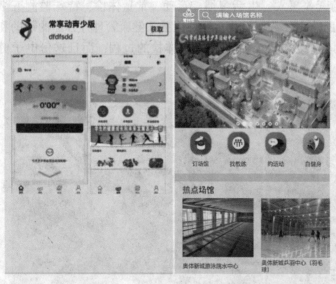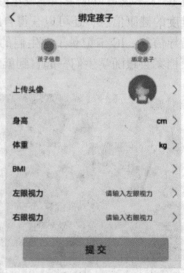

图 5-7　"常享动"软件

5.3.3　智能"健康小屋"应用案例

智能"健康小屋"是各种医疗/健康管理机构在院外的健康服务终端，它集自助的健康监测与专业的医疗健康服务于一体，能够为大量的慢性病人群、亚健康人群等提供就近的管理服务。"健康小屋"的建立，将各种医疗/体检机构的专业医疗健康服务延伸到了社区、企业、学校等场所，能够为居民提供近距离、易获取、高质量的医疗健康服务，从根本上解决看病难、看病贵的问题。下面简单介绍"健康小屋"在实际中的应用。

连云港某学校建成全区首家"健康小屋"，现已投入使用。学校的"健康小屋"配置了常用的简便的测量设备，可查血糖、血压是否正常，可看体脂率有没有超标等，这些健康问题不用去医院挂号问医生了，走进学校的"健康小屋"就能自己检测（图5-8）。

"健康小屋"配备有自动血糖仪、自测血压仪、红外测温计、身高与体重仪、体重指数大转盘以及运动强度大转盘等，同时张贴和摆放了有关健康宣教材料供学生参阅。学生可以利用课余时间进行健康体测，包括身高、体重、血压、视力、听力、血糖等基本数据，可为学生建立个人健康档案，进行健康评估、健康指标检测及管理，提供健康咨询、个人体检报告解读、门诊预约就诊等服务，可定期对学生健康数据进行摸底分析，有重点地对学生进行健康预警，提高学生身体和心理健康，不定期为学生提供健康知识讲座、急救技能培训等。

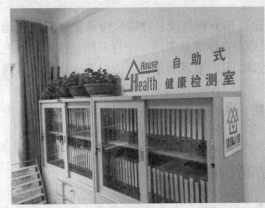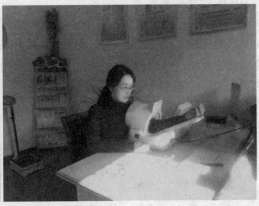

图5-8   "健康小屋"自助健康检测室

5.3.3.1   "健康小屋"管理系统

医疗健康云服务平台已实现医患预约，远程专家咨询，远程门诊便民服务，远程医学影像诊断服务，远程动态心电监护，健康信息查询，缴费，医保结算，智能发药，处方药品配送信息服务，各接入平台的医疗机构、药店、供应商等质检的财务互结算等功能。

（1）支持测量项目。身高、体重、腰围测量、血压测量、血糖测量、心功能检测等项目。

（2）报告方式。医生打印报告、批量打印报告、自助设备打印报告，各个站点报告统一汇总打印。

（3）结果分析。可将仪器的检测结果自动传输至工作站。

（4）登记取结果。支持自助设备二代身份证登记、二代身份证取结果。

（5）身高体重工作站。根据身高体重自动生成BMI值和给出健康建议。

（6）血压工作站。能根据年龄、性别分析结果，自动给出健康建议。

（7）多媒体查询工作站。支持二代身份证快速查看历次报告，并给出健康建议、运动建议、饮食指导等信息。

（8）与属地卫生局系统对接。检测结果能自动上传，并根据结果对参检者的任意健康小屋数据进行对比。

5.3.3.2 "健康小屋"的服务内容

（1）自助检测。"健康小屋"里有不同类型的健康采集器，居民可随时进行自我健康检测，数据能实时传输给相应的医疗健康机构，由专业医生进行诊断和给出意见。

（2）健康评估。在健康小屋或任何可以上网的地方，居民可通过登录网站的个人健康空间，利用各种健康评估工具，包括疾病自我诊断/自测、生活方式评估、疾病风险评估等问卷，对自己身体状况进行评估。

（3）健康干预。根据用户的健康评估，系统会生成健康干预方案，包括慢性病管理方案、个性化运动方案、生活方式干预、肥胖/减重管理、个性化饮食方案、压力管理。

（4）远程问诊。通过医疗云端医疗服务平台可以远程看病拿药，解决看病难的民生问题。

（5）报告打印。用户可以在"健康小屋"打印检测报告、评估报告，检查结果可以作为医院的凭据或参考。

"健康小屋"的建立，方便了学生根据体检数据分析解读、健康风险预警、膳食和运动调理的建议，掌握自己健康状况的各项指标是否在标准范围内，一目了然。这样的自主检测能够及时了解自身的血糖变化、血压变化等，及时发现糖尿病、心血管疾病等慢性病的高危人群，有利于早期干预、早期治疗。

"健康小屋"为学生提供了更加贴心、便捷、高效的公共卫生服务，真正为高校学生的健康保驾护航。

5.4 大数据推动高校医疗改革

近年来，为了减轻人们看病就医的负担，增强深化医改综合成效，很多社区或城市都尝试建立医疗大数据平台等智慧医疗项目。大数据平台的建成可以实现以下功能：

（1）有效控制医保费用的过快增长。医院有了审核医疗设备和耗材复用的数据支撑，病患能够及时了解各项诊疗费用支出情况，自主选择医疗费用支出方式。

（2）医药监管和卫生决策预警。平台基于个人就诊及健康数据提供个性化诊疗和健康服务问询，进一步促进各级医院诊疗资源的优化配给。

智慧医疗大数据平台优势明显，在城市社区获得成功后，也逐渐进入了高校这一学生群体集中的"青年社区"。

5.4.1 西安某高校校医院信息化改革案例

为了改善医疗环境，提升服务质量，西安某高校校医院引进了许多适用于校医院的智慧医疗设备，如免疫分析仪、便携式的针灸、雾化的康复医疗设备等。为了方便退休、行动不便的老同志，校医院医疗人员带着便携式的医疗设备上门为老同志们量血压、测脉搏、计算体重指数等，每年为离退休教职工进行体检，详细记录着每位老同志自就诊以来所有的身体指标数据，现已为 2500 余名离退休教职工建立了电子健康档案。

同时，每位高校大学生从入学体检开始，就享受到了校医院信息化的便利。新生从入学体检开始，所有的体检数据就记录到个人的电子健康档案中，学生通过关注校医院的微信公众号，输入个人信息就能随时随地查到体检结果。学生就医场景如图 5-9 所示。

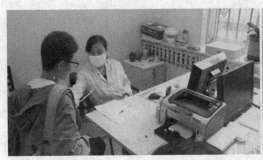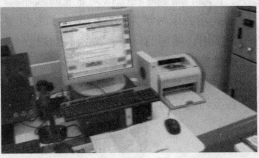

图 5-9　学生就医场景

校医院还建设了信息管理系统（HIS）、检验科信息系统（LIS）、影像归档及通信系统（PACS）和体检系统四大系统平台，帮助校医院逐步向管理信息化、医疗智慧化迈进。HIS 覆盖医院所有业务和业务全过程，大大减轻了医院事务处理人员劳动强度，提高了工作效率；LIS 可将实验仪器传出的数据生成检验报告，并存储在数据库中，方便医生及时查看患者的检验结果；PACS 能把日常产生的各种医学影像通过接口以数字化的方式海量保存起来，并在一定的授权下快速调回使用。

作为医疗"智慧"的另一重要平台，校医院微信公众号现有"微官网"和"微报告"两个菜单，"微报告"可查询体检结果，"微官网"则包括医院介绍、专家介绍、体检指南、特色科室等功能。并且，校医院正在和网络中心对接，完善微信功能，争取将挂号、缴费、就诊预约、诊间扣费、取药、检查等全部流程都实现自助。

5.4.2　安徽省某高校进行智慧医疗教学质量改革案例

随着互联网的快速发展和医院信息化的大规模建设，安徽省某高校进行了智慧医疗教学质量改革。该校针对两种类型的医院，包括综合性医院和社区医院，进行充分的调查和分析，了解它们在数字医院和智慧医疗的建设中，对人才需求的特点及利弊。为了适用于"应用型"和"智慧医疗"这一目标，他们的研究内容包括以下几个方面：

（1）造福患者及家属的智能化服务，如预约挂号、智能导医、定位、信息查询等。

（2）造福医护人员的智能化服务，如手术监控、护理呼叫等。

（3）造福医院管理的智能化服务，如电子病历管理、财务管理、病房管理等。

（4）造福分级诊疗以及医院间合作的智能化服务，如远程治疗、专家远程会诊、转诊等。

通过以上内容探索了高校对智慧医疗应用型人才的培养目标和培养方案，建立了适应实际需要的智慧医疗人才培养模式。具体方案如下：

（1）加强计算机、数据库、网络等课程实践环节的教学工作，学生的信息化能力得到了提高，为智慧医疗的最终实践人员培养提供了技术支持。

（2）企业将根据自身发展的需求，从一年级的学生中选拔部分学生，利用暑假期间到企业实习，学习智能医疗设备的设计、制造和使用，让企业提前参与学生的培养，是一种校企合作的培养模式。

（3）成立了以"医疗信息化技能大赛"为目标的教学小组，教学团队包括计算机、医学、护理、药学等各个相关专业的教师。

（4）培养以医学为专业的学生，并以服务智慧医疗为最终目标，针对信息学的内容提炼出实用、够用的模块，融入教学过程。

通过前期的调查，学生们不仅对这一改革的积极性很高，还对医疗信息化课程的学习主动性非常强。与此同时，实习单位和用人单位对本次改革也给予了极大的帮助，并愿意提供甚至创造新的智慧医疗平台来配合项目的开展。

5.5　面向智慧医疗的信息化人才培养

从前四节可以看出，信息化医疗改革的春风已经吹入了充满智慧与激情的广大高等院校。健康医疗大数据是国家重要的基础性战略资源，相关的数据集成存储、分析利用、平台开发建设将对现代诊疗模式产生深刻影响。为了满足开发利用医疗大数据的人才需求，2016 年《国务院办公厅关于促进和规范健康医疗大数据应用发展的指导意见》明确指出，要落实并加强健康医疗信息化复合型人才队伍建设；强化医学信息学学科建设，着力培育高层次、复合型的研发人才。

大学生不应该仅仅是智慧医疗新模式的使用者和受益者，而更应该是新概念的提出者、新技术的创立者。为顺应时代发展需要，高校也逐渐开始了信息化人才培养新模式的多方探索。落实医学信息人才培养计划规范和推动健康医疗大数据融合共享，许多高校重新审视并优化设计教学体系，以期实现深化医学信息学教学体系改革，促进新学科、新体系、新形势、新业态下的科学研究和人才培养，为学科建设和学生成长营造良好的环境。

5.5.1　北京等地大学生开展智慧医疗调研案例

信息化人才培养首先体现在学生对智慧医疗概念的认知和对其发展状况、社会需求的深入了解等方面。北京、江苏等地高校在引导学生了解智慧医疗这一方面走在了前列。

北京市某高校学生通过对医院、社区医院、医疗科技公司的实地考察，提交了一份《关于上海智慧医疗的现状调研及中国智慧医疗未来发展趋势分析报告》，报告中提到对智慧医疗表示很熟悉的只有很少一部分民众，在表示熟悉的民众中最常使用的"智慧医疗"的形式为网上挂号、手机 APP、网上付款。调查还显示，听说过健康方面 APP 的民众占比较大，但认为使用 APP 的必要性不强就没有使用。但超过 90% 的民众认为智慧医疗的推广是很有必要的，并且对其表示期待。调查结果还显示，智慧医疗存在"医院信息层层板结"、"网络化、数字化普及年龄段狭窄"、"互联网+医疗型混合人才稀缺"这"三座大山"，以及以下四个瓶颈：

（1）政策瓶颈。虽然政府有推广智慧医疗的意向，但是由于近期医患关系越发紧张，智慧医疗在医院迟迟没有得到推广，因此建议政府能提出医患双方都能接受的政策。

（2）技术瓶颈。国内在这方面还没有革命性技术的突破，这样智慧医疗就无法迈向一个新台阶，因此建议多学习国外的高端技术，多尝试自主创新。

（3）受众瓶颈。国内的高端医疗技术受众主要是一线城市的民众，而真正需要优质医疗资源的社区医院却无法得到这些先进医疗手段，因此建议国家出台相关政策，让大小医院进行合作，让更多的人能够享受到优质的医疗资源。

（4）差距较大瓶颈。现在国内医疗水平高的医生都会选择在大医院工作，而基层的一些社区医院的医生医疗水平普遍较低，由此造成了极大的医疗水平差距，因此建议实行大型医院与多家基层医院捆绑，定期派遣医生下基层帮扶。

通过开展实地智慧医疗调研，学生们能够更加清楚地认识社会的具体情况，每个人都是社会的人，只有积极地融入社会、接触社会、了解社会，才能更好地将自己所学的知识灵活运用到社会。

江苏省某高校的调研团队暑期在南通进行了为期7天的实践调研。活动的主题是南通的智慧医疗产业发展，通过收集资料、亲身调研、总结分析三方面全方位探索南通的智慧医疗产业的发展。他们通过与医院的信息科对接发现，该地区智慧医疗发展水平仍处于初期阶段，智慧医疗形式仅为网络预约挂号，并没有其他的新高科技。通过调查问卷，调研团队更加深入地了解到了群众对智慧医疗的看法以及医护人员对智慧医疗提出的一些建议。调研团队与某医院的院长就智慧医疗的便捷之处及发展前景进行了讨论，院长对该调研团队的实践进行了肯定并表示支持。

可见，通过社会实践，大学生不仅能够拓宽社会视角，丰富大学生活，培养大学生与人交流的能力；还能让大学生更明确自己该从哪方面进行努力，从而为后续的相关课程学习和参与研发打下良好的基础。

5.5.2　上海某高校学生团队参与研发中医健康服务机器人案例

在3.4节中介绍了结合最新共享概念的智慧型工作站，这类产品虽然处于市场推广初期，但有很多教师和学生已经关注到了这一技术，开始利用大学生科技创新和创业项目、机器人竞赛等方式对学生展开医学电子与信息技术的训练。

例如，上海某高校学生团队开发了中医健康服务机器人（图5-10），目前已有初级阶段的样品。这台被称为"中医界'大白'"的中医健康服务机器人，由该校中医工程团队和学生团队共同研发，日前斩获了第二届"汇创青春"——大学生文化创意作品展示活动"互联网+文创类"二等奖。

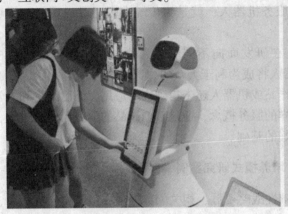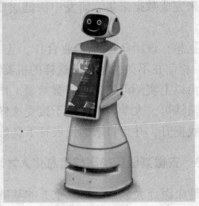

图5-10　中医健康服务机器人

中医健康服务机器人会问诊、会舌诊、会脉诊，采集血压、血氧、血糖等人体生命信息后，可判断用户体质，生成专属养生保健方案。中医作为我国的传统医疗，当和新时代互联网结合可以让中医在人工智能时代焕发新的生命力，让健康多一种选择。

5.5.2.1 让机器人成为"家庭中医"

研发团队包含了药学、中医学、生物医学工程学等多个专业优秀人才。他们做这个机器人的灵感来自他们的疑惑：在"老龄化"趋势加剧的今天，能否将传统中医理论、健康辨识和养生保健与人工智能技术有机结合，为有需要的人群制作一款可以实现健康监测、咨询和健康管理的机器人，满足人们"居家养老"和"我的健康我做主"的需求。

根据市场调研结果，他们发现当前市场上具有中医特色的科技产品包括舌诊检测仪、电针治疗仪等，这些设备虽然能提供中医健康辨识和治疗服务，但不具备升级改造的巨大潜力，且还不能实现"有病早治、已病防变、病盛防危、新愈防复"的健康管理。

在指导教师的指导下，学生团队与机器人研发团队一起研究，经过近一年的努力，使第一代中医健康服务机器人成功和世人见面。该机器人结合了人工智能、物联网、云计算等技术，同时，还可以通过外置设备，如舌诊仪、脉诊仪、无线血压仪、无线血糖仪等，完成对用户生命信息的采集。

在经过上述步骤后，机器人进行信息处理和分析之后，用户就可以得到一份细致的健康辨识报告以及专属的健康养生方案，在报告方案的指导下进行穴位的按摩保健、音乐理疗、药食管理等；同时医生可综合采集的健康信息通过线上工作站为用户给出个体化的健康管理指导。

5.5.2.2 让传统中医变得"现代"

研发出将传统中医和人工智能结合起来的中医健康服务机器人，只能用"突破"二字概括。参与研发的学生团队汇聚了三个专业的同学，每个人也有各自的学科专长和短板。大家各司其职、取长补短，默契程度不断提高。每一次的创新，都是建立在每个人"突破自我"的基础上。

中医健康服务机器人研发的核心问题就是如何将中医理论与人工智能相结合。中医的历史悠久，有其独特优势。然而，如何将中医现代化，既是人工智能时代的新命题，也是中医人的责任。经过不停的探索，研发团队选择《中医体质分类与判定》作为其理论基础，通过一系列程序来完成用户问诊数据的采集。而血压等基本信息，可以选择使用外接设备来完成数据采集。研发中医健康服务机器人，就是为传统中医变得"现代"提供可能性。

据悉，该团队已与企业合作，正在研发面向不同服务人群的"中医健康服务机器人"。相信在不久的将来，这样的机器人将成为利于大众的"家庭中医"。

由以上实例可知，虽然智慧型工作站或机器人还未得到广泛应用，但已经得到大学生的普遍认可，大学生群体乐于接受这样的服务概念，通过对新产品的学习和研发过程，实现自我提升，并为将来的发展打下良好的基础。

5.5.3 安徽某医药类高校信息化人才培养模式研究案例

健康医疗大数据是国家重要的基础性战略资源，相关的数据集成存储、分析利用、平台开发建设将为现代诊疗模式带来深刻影响。为了满足开发利用医疗大数据的人才需求，

2016 年《国务院办公厅关于促进和规范健康医疗大数据应用发展的指导意见》明确指出，要落实并加强健康医疗信息化复合型人才队伍建设。强化医学信息学学科建设，着力培育高层次、复合型的研发人才。为顺应时代发展需要，落实医学信息人才培养计划规范和推动健康医疗大数据融合共享，许多高校重新审视并优化设计教学体系，以期实现深化医学信息学教学体系改革，促进新学科、新体系、新形势、新业态下的科学研究和人才培养。

安徽某医药类高校意识到了互联网的迅猛发展和医院信息化的大规模建设对人才需求的影响，因此学校进行了"基于协同创新，服务智慧医疗"的教学改革。智慧医疗教改项目主要包括以下几方面。

（1）学校首先加强了计算机、数据库、网络等专业基础课的实践教学，提高学生的信息化能力，为智慧医疗的最终实践人员培养提供技术支持。将计算机专业教师和医院信息化部门进行对接，对智慧医疗的需求、模型以及面临的困难进行深入的了解，并将这些返回教学中，设置了针对性的教学模块，用实例引导学生。

（2）与企业展开合作，各个年级的学生都可以利用暑假到企业学习智能医疗设备的设计、制造和使用，提高学生的工程实践能力。利用医药学校的专业优势，为学生提供医院电子健康档案等信息化系统建设的实践机会，直接将所学知识应用于医院信息化建设，深入学习智慧医疗针对"看病难"问题的解决方案。

（3）学校成立以"医疗信息化技能大赛"为目标的教学小组，包括计算机、医学、护理、药学等各个相关专业的教师，初步形成了协同融合的教学团队雏形。

在互联网、通信等技术高速发展的背景下，该校教改项目是针对人才培养的新问题而实施的，具有独特的鲜明特色。其提出了一种基于医学和信息学两个不同专业，以医学专业的学生为培养对象，以服务智慧医疗为最终目标，针对信息学的内容提炼出实用模块，融入教学过程，并从融入的内容、形式、方法和程度着手，结合地方医学院校特点的复合型人才培养模式。其人才培养模式和培养方案，具有很强的理论和现实意义。能够培养出具有协同创新能力的、能够服务于智慧医疗的复合型人才。目前已有三届毕业生，他们能够迅速适应医疗机构的信息化工作，深得用人单位好评。

5.6 结　　语

面对智慧医疗与大数据的蓬勃发展，在我国已经有了一些成功的案例。可穿戴设备逐步走进校园，帮助学校、老师以及学生更好地了解学生的健康状况，各高校的信息化发展为学生带来了智慧医疗的新体验，学生拥有自己的电子健康档案，各种健康管理云平台顺势而生。医疗大数据应用助力实现智慧医疗服务，构建数据共享新模式，开发基于大数据的医疗服务，推动智慧医疗的发展，开启个性化医疗时代。目前医疗与信息技术复合型人才的缺口巨大，各高校应加强健康和信息技术复合型人才的培养，创新人才合作方式，营造有利于复合型人才发展的制度环境，提高各高校对智慧医疗的认识和应用水平。

参 考 文 献

[1] 张琰. 基于大数据的多功能智能手环与微信平台的结合 [J]. 电脑编程技巧与维护，2017（5）：31~32.

[2] 李旻旻. 智能手环开启健康新生活 [J]. 绿色中国, 2014 (20): 74~75.

[3] 王绍骅. 浅析大学体育教育教与学 [J]. 黑龙江科学, 2014 (12): 90.

[4] 张海静. 运动手环进课堂, 促进体育课堂转变 [J]. 新课程研究, 2016 (11): 28~29.

[5] 罗秋芸. 浅谈高中化学教学 "翻转课堂" 的应用 [J]. 考试周刊, 2014 (23): 134~135.

[6] 程汉兵. 可穿戴设备在体育教学中的应用 [J]. 中学课程辅导 (教师通讯), 2015 (17).

[7] 许利群. 移动健康和智慧医疗　互联网+下的健康医疗产业革命 [J]. 电信技术, 2016 (7).

[8] 张博, 李宇辰. 可穿戴设备对数字阅读的影响及未来发展趋势探析 [J]. 新闻传播, 2014 (1): 177~178.

[9] 黄佩, 王梦瑶. 人与时空的融合: 可穿戴设备时代的青年交往 [J]. 中国青年研究, 2015 (7): 11~14.

[10] 孟庆国. 可穿戴设备, 量化一个你 [J]. 大众科学, 2016 (3): 61.

[11] 项高悦, 曾智, 沈永健. 我国智慧医疗建设的现状及发展趋势探究 [J]. 中国全科医学, 2016, 19 (24): 2998~3000.

[12] 白毅, 张鸿雁. 高校电子健康档案 [J]. 中北大学学报 (社会科学版), 2005, 21 (3): 79~80.

[13] 张秀红. "安全底线" 不应伤害学生体育 [J]. 教育, 2015 (17): 44~45.

[14] 王培刚. 全球健康学复合型人才培养模式和路径探讨 [J]. 医学与社会, 2013, 26 (7): 92~94.

[15] 曹立勇, 姚程宽, 光峰, 等. 面向智慧医疗的信息化人才培养模式研究——以安庆医药高等专科学校为例 [J]. 成都中医药大学学报 (教育科学版), 2017 (2): 18~20.

[16] 吴俊, 文联. 大数据如何驱动医疗服务供给侧改革——基于 A 市智慧医疗案例的探索研究 [J]. 山东财经大学学报, 2017, 29 (1): 73~81.

[17] 易思浩, 丁启永. 基于智能手环的校园感知系统: 中国, ZL201621363098.8 [P]. 2017.

6 高校中的智慧医疗变革与展望

6.1 大数据时代下的高校健康信息化之路

在全球新一轮科技革命和产业变革中，互联网与各领域的融合发展已成为不可阻挡的时代潮流，正对各国经济社会发展产生着战略性和全局性影响。物联网、云计算和大数据成为这个时代的特征。随着这些技术的发展，医疗健康问题的处理将变得越来越智能化，智慧医疗作为传统医疗服务模式转型升级的大方向，其发展动力来源于国家政策的大力支持、社会需求的不断加大以及技术的不断进步。先进的物联网、大数据等技术融入医疗领域就形成了智慧医疗，为医疗服务进入人们的日常生活提供了技术保障与支持。

2016年10月，中共中央、国务院印发《"健康中国2030"规划纲要》，提出要促进"互联网+健康医疗"服务的规范化、创新化，推进健康医疗大数据发展和应用。健康大数据的意义在于对这些健康数据如何进行专业化处理和有效利用，健康大数据的整合及有效利用对于身体状况监测、疾病预防和健康趋势分析都具有积极的作用。健康大数据的整理方式，目前主要分为电子健康档案（EHR）和电子病历（EMR）两种。目前，各地已经开始将EHR应用于社区的慢性病管理、病人随访计划等健康管理领域，如上海黄浦区已经在逐步建立并完善健康电子档案的基础居民信息，主要包含糖尿病、高血压、肿瘤、脑卒中、结核病登记和死亡报告这6个模块。作为浦东新区开展家庭医生制试点单位的潍坊社区卫生服务中心，当地的居民都拥有自己签约的家庭医生，这就可以为他们提供信息化预约门诊服务。在日前举行的"云栖大会"上，阿里健康开辟了"智慧医疗"专场，对外界分享了阿里健康如何应用互联网技术、人工智能技术，打造智慧健康平台的规划。高校作为一种特殊形式的社区，同样可以借鉴社区发展模式，发展具有高校特色的信息化医疗服务系统。

高校大学生是相对固定的群体，是文化素质较高且求知欲和探索欲最为旺盛的用户群体，他们是新技术的创造者和引领者，是推动社会进步的栋梁之才，这为高校创建和应用电子健康档案提供了得天独厚的优越条件。大学生作为年轻有活力的一族，他们是智能设备使用率最高的一个群体，他们用着最新潮的智能设备，掌握着最尖端的技术，产生着庞大的数据信息。在高校推广电子健康档案，高校一般会给予支持，这有利于电子健康档案的建立且取得好的效果，因此，利用高校这个相对稳定的大群体来推广电子健康档案是信息化社会的大势所趋。在建立了电子健康档案后，学生登录自己的网络终端，就可以在平台上了解自己所有的健康状况信息和浏览推荐的与自己相关的医疗保健知识。例如，将自己的身高、体重、腰围等体检数据填入客户端，就会立即得到即时反馈的身体营养状态，是营养适中、肥胖，还是存在营养不良的情况，并会给出一定的饮食及锻炼的建议，学生根据这些信息可以调整自身的生活方式，从而调整自身的营养状态。建立电子健康档案会为学生健康状况提供准确、直观的第一手资料。高校电子档案的建立将为医务人员和被保健人提供方便，有利于疾病的早发现、早治疗和跟踪随访，可以普及医学知识，更有效地利用医疗资源。

电子健康档案是现代信息技术和现代医学发展的必然要求，虽然现在高校电子健康档案日渐发展起来，一线城市已有少数重点高校着手建立电子健康档案，但是实际效果还是不尽如人意。迄今为止，大多数高校对学生的健康管理记录依旧是依靠传统的病历与体检等的纸质表格，只有少部分一线城市的学校有简单的挂号、交费、开药等信息系统，极少部分的高校采用了医院信息系统（HIS）、电子病历、公共卫生软件等，但也存在着信息封闭的问题，如同一个个单独存在的孤岛，使得很多潜在的医疗信息价值没有被开发利用起来，并未从真正意义上实现健康档案的信息化管理。高校作为先进技术的发源地、引领新时代的先行者，应率先建立完善的电子健康档案，为全校学生的健康保驾护航。没有完善有效的电子健康档案，学生不能及时获取自身健康情况，不能达到及时预防控制疾病和健康促进的效果。

将网络技术引入医疗、保健、预防、临床领域，发挥其便捷、灵活、互动的功能，必将给校园医疗保健带来无穷的活力。电子健康档案可使教职工和大学生们随时了解自己的健康状况，学习医学科普知识，方便被保健人寻医问药，同时将医疗工作延伸到医院以外。高校电子健康档案的服务对象是一个相对固定的群体，文化程度较高，高校应充分利用自身优势，以电子健康档案为核心，建立技术开发、智能设备应用、电子健康档案系统建立、数据获取、分析等一系列推进措施，从新生入学开始就采用无纸化体检，将体检的信息存储到学生的个人电子健康档案中，同时每次学生门诊都使用 HIS 系统进行诊疗，应用公共卫生系统对每个学生进行传染病和慢性病进行随访，对因病休复学的学生情况进行登记，对学生献血登记以及预防接种等工作进行登记。对高校每一个学生从新生开始就使用病史采集系统和电子病历诊疗进行门诊，可为高校创建和完善电子健康系统奠定良好的基础。同时结合智慧医疗和大数据技术，在实现病例和检查信息化的同时，让智慧医疗渗透进大学生生活的各个领域，通过移动端医疗健康应用、在线医疗服务等平台及时了解自身的运动、睡眠、就医、用药等情况，并方便得到体育教师与医生的指导，实现学生、医学与体育运动顾问和学校管理机构之间的良好互动，最终达到学生电子健康档案建立和健康管理及疾病预防的目的。

6.2　大学生与未来智慧医疗

高校电子健康档案与智慧医疗体系的建立，意义不仅仅体现在高校对学生的健康管理，对整个社会未来的发展也具有深远影响，其能够实现智慧医疗与健康的"无缝对接"。在未来的发展中，智慧医疗会不断深化线上医疗服务与线下医疗服务的融合，同时借助远程医疗技术打破医疗的空间局限，各医疗机构之间将会完全突破"高墙"的限制，形成线上线下以及各医院之间的医疗联合体；患者可根据自身病情自主选择就医方式，自主选择主治医生和医疗团队，真正实现"以患者为中心"的医疗模式。

学生对各类可穿戴设备、POCT 技术和智慧型工作站的体验，既是对新技术变革的了解，也是对观念的更新。利用智慧医疗可实现对健康的管理，如亚健康或者慢性病管理，随时监控身体健康情况，为人们提供直观、方便的健康管理数据。智慧医疗将重构医疗观念，使其由"治疾病"转向"治未病"。所谓治未病是指通过调整饮食习惯、作息规律，引导情绪宣泄、合理运动以及适当使用保健药品调节体质，增强身体免疫力，从而降低疾病发生的概率。当大学生毕业成为社会的中坚力量后，无疑会提高未来人群的健康素养和身体素质；同时，当他们遇到慢性疾病等常见健康问题时，也会善于利用智能设备和智慧医疗系统寻求比去大医院排队更便捷的解决方式。

大学学习对一个人的未来发展具有最重要的影响，特别体现在思维模式以及思考问题的角度上。也许当今高校中智慧医疗只是一个新概念或雏形，但在学校中对新医疗模式的接触越多，就会有越来越多相关专业的学生对它感兴趣，愿意投身医疗信息化和智能化事业的发展，开发更多富有创造性的新技术、新平台。而更多的学生在工作后会积极主动使用它，将它变成一种习惯，并积极引导周围的人来体验。因此，高校今天的努力，可以为未来智慧医疗的发展培养更多的创造者、使用者和推广者，推动社会发展。

目前，智慧医疗的建设和发展都具有一定的局限性，不仅没有实现全社会多维度的综合覆盖，而且在不同医院之间乃至医院内部各部门都尚未形成有效的智慧医疗网络。这样就使得各种信息和数据无法有效进行沟通和传递，智慧医疗的信息优势无法体现，各种智慧化功能也大打折扣。逐步构建智慧医疗网络，需要高校培养卫生信息技术骨干和卫生信息技术复合型人才，能将智慧医疗网络中庞大的信息整合管理，维护用户的信息安全，做到资源共享、科学决策、互联互通、安全高效。

智慧医疗实现了医疗服务模式从"以疾病为中心"向"以病人为中心"的转变，挖掘了医疗大数据潜在的价值，将有限的医疗资源实现了效用的最大化。虽然各界目前对智慧医疗的讨论还存在许多争议点，但不可否认，"互联网+"与医疗相结合，必然会在很多层面重构甚至颠覆传统医疗模式。智慧医疗必将增加医疗效率，促进医疗资源合理利用，有效解决目前我国医疗资源不足、医疗资源分配不合理的问题，极大地满足人民群众对医疗和健康管理不断增长的需求。我国处于智慧医疗的建设阶段，缺乏成熟的运行模式。因此，智慧医疗在未来的发展道路上，仍需政府加强宏观指导，制定配套政策支持和规范智慧医疗的健康发展；通过卫生医疗信息集成系统，整合卫生资源信息，促进政府决策合理化，解决卫生资源配置不均衡问题；要重视新技术的研发，智慧医疗的快速发展与技术的进步是分不开的，技术是智慧医疗的基础，应在医疗研发上加大投资。智慧医疗扩大了信息共享范围，不同医院之间的"信息孤岛"现象及各个部门隔离的状况被打破，解决了医疗联合体之间共享、查阅资料的难题，将各个医院之间的医疗流程进行整合分析，逐步实现医疗数据的交互运用；通过建立医院的集成系统，可以使患者的诊疗的过程更加优化，便于医生了解患者的临床信息，做出更加准确的医疗决策；通过整合、协调各医疗机构，可以为患者提供更加及时、便捷、优惠的医疗服务，让患者拥有无缝医疗体验；通过建立记录患者整个生命周期内的电子健康档案，有利于患者随时随地的查阅自身健康状况，实现对自身健康的自主管理，让患者对管理自身健康拥有自主感与责任感，也有利于社会公共卫生部门对具名的整体健康趋势进行分析和预测，增强对重大疾病的预防能力，能够快速高效地对突发公共卫生事件做出最正确的处理，各部门能够协同应对各种健康问题，建立和谐共享的健康社会。

6.3 未来高校智慧医疗展望

在当今社会，高校卫生服务的发展必然要实现健康档案的信息化管理。目前建立的电子健康档案系统是为未来的智慧医疗拉开序幕，而要建立完善合理的健康信息化管理系统，还需要一代代人的不断努力，不能一蹴而就。首先应逐步建立健全的电子健康档案系统，将学生的既往病史、入学毕业体检结果记录、疾病诊疗情况（包括门急诊、住院及门诊大病记录）、转诊和报销记录、因病休复学记录、预防接种记录、献血记录等与医疗行为有关的记录在健康系统中记录在案；之后逐步增加对学生心理健康以及生活习惯的记录，例如将学生吸烟、饮酒等不良生活习惯和锻炼等积极因素都收录到系统中；最后将这些信息进行全面的整合分析，判断出学生的健康状况及其影响因素，实现有针对性地对个人或群体实施健康管理和健康教育干预。

智慧医疗的发展必然会给未来的高校医疗带来天翻地覆的变化，打破传统医疗的局限性。下面对高校智慧医疗的未来进行展望。

首先，电子健康档案必然已经普及，每个大学生都拥有自己的健康档案。对于学生，电子健康档案系统（图6-1）是一个专属的健康助手。学生通过可穿戴设备实时记录身体的健康状况，如睡眠质量、血压、心跳以及体温等，并将每天的身体健康状况上传至个人的电子健康档案，通过手机上安装的移动医疗APP，可以在网上进行体检预约，并对不健康的生活习惯进行监督改正。对于医生来说，电子健康档案系统是医生和患者沟通的桥梁。高校医院拥有学生的所有的健康记录，学生可到校医院进行自助体检，自助体检结果会自动记录到学生的电子健康档案，在生病的时候，学生可在网上和医生协调诊疗时间，

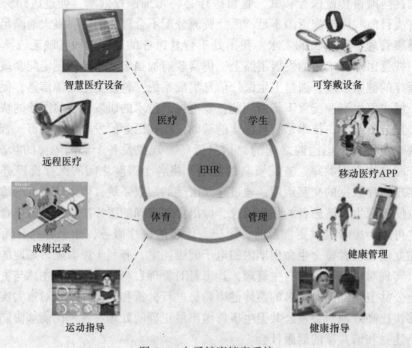

图 6-1　电子健康档案系统

医生可以通过软件查看学生的历年体检及病史，并监督学生的康复情况和用药情况，给予一定的健康指导。体育教师可通过健康软件查询上课学生往年体育成绩，并可通过软件得到学生的体质分析，针对不同的学生做出不同的体育指导，安排合适的体育项目，每次的体育平时成绩都可以自动精确发送到老师手机中，做到快速便捷。学校管理者可以得到全校学生的健康大数据分析，以柱状图等形式查看学校学生整体的健康状况情况，制定相应的健康指导课程和举办有益的健康活动，帮助学生改善身体健康状况。

同时，该系统可以在不同的终端运行，包括电脑、手机等（图6-2）。特别是学生可以通过手机等终端查看自己的记录，极大地方便了各类人群对电子健康档案的使用，扩大了电子健康档案对大学生健康的影响力。

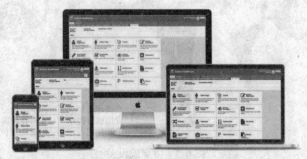

图6-2　电子健康档案客户端

在高校智慧医疗发展中，学生无疑是被信息系统记录的主体，也是使用这一系统的主体，下面就从学生的角度来描绘一下未来高校中的各个场景。

场景一：可穿戴设备记录个人运动生理信息

智能手环等可穿戴设备24h记录着学生的健康状况，如睡眠质量、血压、心跳以及体温等，当这些身体指标出现异常的时候，健康系统会对数据进行分析，当判断并不严重的时候，会给出相应的健康建议，如增添衣物、加强锻炼等；当系统判断学生生病了，会提醒学生及时就医。

由于每个学生的身体状况和体质不同，针对不同的学生的训练强度和训练项目会有所不同。目前体育老师很难了解学生的训练状况，但如果将可穿戴设备应用在体育课上就可以解决这一难题。运用可穿戴设备实现对学生身体数据感应、肢体动作探测、肌肉生动电、环境数据等的实时监测，并及时将数据整理分析然后反馈给老师，老师根据学生的数据来调整训练项目和运动强度，为学生制定专属适合的运动方案。在上体育课时，体育老师可用手机在智慧医疗APP里查询到这个班学生的历年体育成绩，系统会结合学生的体检情况，分析学生的体质，推荐合适的体育运动项目和待加强的运动项目。每个学生会在系统中填写自己最喜欢和擅长的运动。体育老师根据所得数据，可将学生分成不同的小组，给学生安排最适宜的体育项目。在需要测试体育成绩的时候，智能穿戴设备（图6-3）也可发挥出它的优越性，学生佩戴的智能穿戴设备会完整准确地将学生的体育测试数据及简单的成绩分析发送到老师的手机上，做到快速便捷。

传统的体育课对学生成绩的评价大多仅仅是依靠期末体测及平时的表现来判断，体育老师能得到的信息量很少，造成对学生成绩的评价存在偏差。但将可穿戴设备运用到体育课后，情况将大为改观。可穿戴设备可以将学生每次体育课的运动数据储存分析，老师可以随时查看学生任意时间段的运动情况，然后根据学生的整体运动情况来综合判断给出成绩，软件也可以自动分析学生的情况给出运动建议。可穿戴设备可以方便学生对自己运动状况进行自我检查，可自己制定运动目标，查看近期运动量是否达到预计效果。所有学生的健康数据都会自动存储到电子健康档案中。

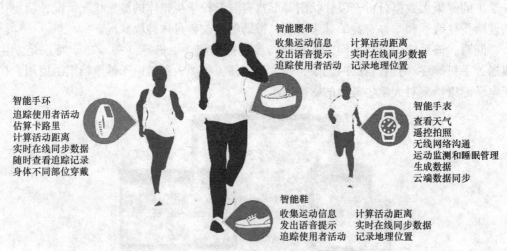

智能腰带
收集运动信息　　计算活动距离
发出语音提示　　实时在线同步数据
追踪使用者活动　记录地理位置

智能手环
追踪使用者活动
估算卡路里
计算活动距离
实时在线同步数据
随时查看追踪记录
身体不同部位穿戴

智能手表
查看天气
遥控拍照
无线网络沟通
运动监测和睡眠管理
生成数据
云端数据同步

智能鞋
收集运动信息　　计算活动距离
发出语音提示　　实时在线同步数据
追踪使用者活动　记录地理位置

图 6-3　可穿戴设备

场景二：自助式医疗检测

学校管理系统会设置每隔一段时间对学生进行体检，系统会根据学生的课程情况等因素，在学生的个人手机 APP 上发布体检时间通知，可节约学生到医院排队等候时间。学校设有多个自助体检平台（图 6-4（a）），在平台上有便携式设备、POCT 设备、健康工作站等，学生只要出示手机上健康医疗 APP 上的二维码就可以进行自助体检。校园中的移动健康机器人（图 6-4（b））可帮助学生进行血压等基本项目检验，并解答常见健康问题，当体检过程中遇到问题时可以向移动健康机器人寻求帮助。体检的所有数据会记录在系统中，学生可以随时通过手机客户端查看。

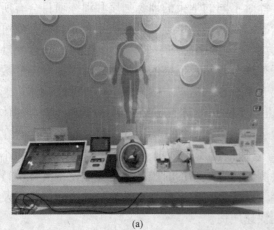
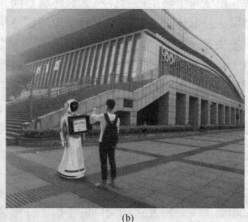

(a)　　　　　　　　　　　　　　　　　(b)

图 6-4　校园自助式医疗检测
（a）校医院自助检验设备；（b）校园移动健康机器人

生病时，通过手机 APP 预约医生后，可先通过自助检测设备进行简单的体检，然后所得数据会及时发送给主治医生，方便医生就医时做出更加准确的判断，节约就医时间。

场景三：全面健康分析及建议

电子健康系统不仅记录了学生的身体基本信息，如身高体重、运动情况等，而且可以记录每天的饮食情况和生活习惯，然后将所有信息进行整合分析（图 6-5），制定个人专属的健康指导，云平台会根据所得的数据信息每天按时提醒学生进行适当的身体锻炼，推荐当季健康的饮食，对体质虚弱、肥胖者和运动爱好者是绝佳的健身老师。

在数据显示学生身体健康数据异常时，手机客户端会提醒学生及时就医并自动预约医生，然后通知学生就医时间。学生就医后，手机上的移动医疗 APP 会提醒学生按时服药，可穿戴设备会实时监控学生的身体状况，然后将所得数据分析后发给主治医生，医生再做进一步的判断，给出相应的健康指导、通知复诊和减轻用药。

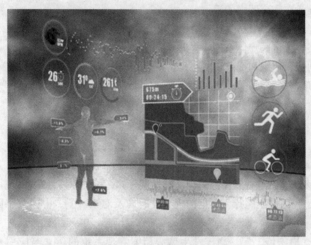

图 6-5　学生信息分析

6.4　结　语

健康档案信息化管理系统的普及，不仅可规范管理健康档案，而且能够全面、准确、快捷了解掌握大学生的在校身心健康状况，便于学校更好地为学生服务。但我们也必须认识到我国智慧医疗的发展还处在起步阶段。行业发展并不成熟，还有很多阻碍智慧医疗发展的问题亟待解决，在医疗数据、系统安全、建设保障、资源共享、评价体系等方面仍存在一些问题与挑战。因此，首先，政府与高校应该联合制定配套政策用以支持和规范智慧医疗的健康发展。其次，高校要重视新技术的研发，智慧医疗的快速发展与技术的进步是分不开的，技术是智慧医疗的基础，因此政府应该在高校医疗研发上加大投资。最后，要鼓励医疗行业的"大众创新"，积极利用大学生的创造力量，不断探讨和优化智慧医疗新模式。让智慧医疗不断展现新的活力。

马云曾说，下一个超越他的人，一定出现在健康产业里。随着社会的不断进步，人们对于健康管理、疾病预防、便捷就医的需求不断提高，智慧医疗的发展具有广阔的前景。那些能够为医院、企业、学校等较大型的社区提供规范统一的健康档案动态管理的工具将具有巨大的商业潜在价值。无论是提供标准化的软件产品，统一的可穿戴设备，还是连续的健康管理整合服务都将具有重大的商机。

思 考 题

6-1　简单阐述目前健康大数据的整理方式。

6-2　简述电子健康系统如何实现慢性病的监控。

6-3　简述未来智慧医疗的治疗模式及运用设备。

6-4　简述目前高校电子健康档案发展现状。

6-5　简述如何利用电子健康档案系统实现自身的健康管理。

6-6　如何实现可穿戴设备在体育课中的运用。

6-7　为何首选在高校推广电子健康档案和智慧医疗？

6-8　高校电子健康档案与智慧医疗体系的建立的意义。

6-9　浅谈大学生如何创造、使用和推广智慧医疗新模式。

6-10　简述目前智慧医疗存在的问题及其解决方案。

参 考 文 献

[1] 徐若然，周博雅，朱伯健，等．一体化智慧医疗体系的构建与发展策略研究［J］．中国医院管理，2018（1）：72~74．

[2] 龚旭蛟，洪佳．移动健康与智慧医疗的创新与发展［J］．科技传播，2017，9（13）：44~45．

[3] 许培海，黄匡时．我国健康医疗大数据的现状、问题及对策［J］．中国数字医学，2017，12（5）：24~26．

[4] 寇丽茹，张列玪，周宏峰，等，高校学生健康档案管理系统的建立与应用［J］．中国健康教育，2017，33（4）：381~383．

[5] 兰蓝，周光华，范志伟，等．电子健康档案应用现状分析［J］．中国卫生信息管理杂志，2016，13（6）：565~568．

[6] 吕孟涛，李道苹，吴静，等，电子健康档案现状分析与展望［J］．医学与社会，2006，19（7）：60~61．

[7] 周拴龙，孙齐梦．我国电子健康档案建立与应用进展［J］．医学信息学杂志，2017（8）：2~5．

[8] 成栋，王振山．"互联网+"引领下的智慧医疗发展探析［J］．学术前沿，2017，24：24~31．

[9] 文丹枫，韦绍锋．互联网+医疗移动互联网时代的医疗健康革命［M］．北京：中国经济出版社，2015．

[10] 项高悦，曾智，沈永健．我国智慧医疗建设的现状及发展趋势探究［J］．中国全科医学，2016，19（24）：2998~3000．

[11] 白毅，张鸿雁．高校电子健康档案［J］．中北大学学报（社会科学版），2005，21（3）：79~80．

[12] 陈晋阳．"互联网+"视角下健康医疗大数据研究［J］．南京医科大学学报（社会科学版），2017，17（4）：269~272．

[13] 滕辉．信息时代的健康医疗数据应用［J］．中国科技信息，2018（1）：88~89．

[14] 王俊红．我国电子健康档案发展现状及展望［J］．兰台世界，2013（s6）：45~46．

[15] 程汉兵．可穿戴设备在体育教学中的应用［J］．中学课程辅导（教师通讯），2015（17）．